3a. edición

DIABETES TIPO 2
Su guía para una vida saludable

Consejos, técnicas y
recomendaciones prácticas
para vivir bien teniendo
diabetes

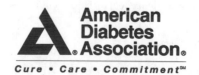

**American
Diabetes
Association**®
Cure • Care • Commitment℠

Director de publicación: John Fedor
Editora: Janet Cave
Directora de Producción: Peggy M. Rote
Composición: Circle Graphics
Diseño de cubierta: VC Graphics Design Studio
Imprenta: Transcontinental Printing

Las sugerencias e información contenidas en esta publicación son generalmente consistentes con las *Clinical Practice Recommendations* y otras normas de la American Diabetes Association, pero no representan la política o la posición de la Asociación o de ninguno de sus consejos o comités. Se han tomado medidas razonables para asegurar la exactitud de la información presentada. Sin embargo, la American Diabetes Association no puede asegurar la seguridad o eficacia de ningún producto o servicio descrito en esta publicación. Se recomienda a los individuos consultar a un médico o a otro profesional de atención de la salud apropiado antes de empezar alguna dieta o programa de ejercicio, o tomar alguna medicina mencionada en esta publicación. Los profesionales deben utilizar y aplicar su propio juicio, experiencia y entrenamiento profesional y no deben basarse únicamente en la información contenida en esta publicación antes de prescribir alguna dieta, ejercicio o medicina. La American Diabetes Association—sus funcionarios, directores, empleados, voluntarios y miembros—no asume ninguna responsabilidad por daño personal o algún otro, pérdida o daño que pueda resultar a cabo de las sugerencias o información de esta publicación.

Los títulos de ADA pueden ser comprados para el empleo de negocio o promocional o para ventas especiales. Para comprar este libro en cantidades grandes, o para las ediciones de encargo de este libro con su logo, ponganse en contacto con Lee Romano Sequeira, Ventas Especiales y Promociones, en la dirección dada más abajo, o a Lromano@diabetes.org o 703-299-2046.

American Diabetes Association
1701 North Beauregard Street
Alexandria, Virginia 22311

Traducción: Dr. Ramírez Peredo

Fotocomposición: Mercè Bufí (Granollers)

Departamento de Catálogo y Publicación de Datos de la Biblioteca del Congreso

Type 2 diabetes Spanish
Diabetes tipo 2: Su guía para una vida saludable : consejos, técnicas, y recomendaciones prácticas para vivir bien teniendo diabetes / American Diabetes Association.—3a ed.
p.cm.
Includes index.
ISBN 1-58040-175-9 (pbk. : alk. paper)
1. Non-insulin dependent diabetes—Popular works. I. American Diabetes Association.
II. Title.

RC660.4 .T9718 2002
616.4'62—dc21
Impreso en Canadá   2002028322

CONTENIDO

PRÓLOGO

Diabetes tipo 2: Su guía para una vida saludable, Tercera Edición ha sido actualizada y ampliada para proporcionarle la información más reciente que usted necesita para llevar una vida saludable si tiene diabetes. Lo conduce desde los fundamentos de la diabetes hasta los consejos para encontrar la mejor atención médica y hacer un plan para cuidar su diabetes. Usted conocerá los instrumentos para planear su alimentación y las medicinas más recientes, y lo que se espera de usted y de los que proporcionan los cuidados de la salud para monitorizar su salud. Encontrará usted la forma de permanecer sin complicaciones de la diabetes, incorporar la diabetes en su estilo de vida, y abrirse camino a través de las altas y bajas emocionales de la vida, teniendo diabetes.

Diabetes tipo 2: Su guía para una vida saludable, Tercera Edición le proporciona los instrumentos y técnicas que necesita para ayudarlo a enfrentar el reto de la diabetes. Sin duda alguna, enfrentar el reto de la diabetes mejorará su control de la diabetes. Asegúrese de pedir ayuda a los que le proporcionan la atención de la salud cuando la necesite, y ponga en práctica sus nuevas habilidades cada vez que tenga la oportunidad de hacerlo. Su recompensa será una mejor salud, ahora y en el futuro.

RECONOCIMIENTOS

Muchas gracias a los que revisaron este libro:

R. Keith Campbell, MBA, RPh
Washington State University
Pullman, Washington

Alan M. Jacobson, MD
Joslin Diabetes Center
Boston, Massachusetts

Davida Kruger, MSN, RN, C,
  CDE
Henry Ford Health System
Detroit, Michigan

Marvin E. Levin, MD
Washington School of Medicine
Chesterfield, Missouri

Peter A. Lodewick, MD
Diabetes Care Center
Birmingham, Alabama

Joyce Green Pastors, RD, MS,
  CDE
Virginia Center for Diabetes
  Professional Education
Charlottesville, Virginia

David S. Schade, MD
University of New Mexico
  School of Medicine
Albuquerque, New Mexico

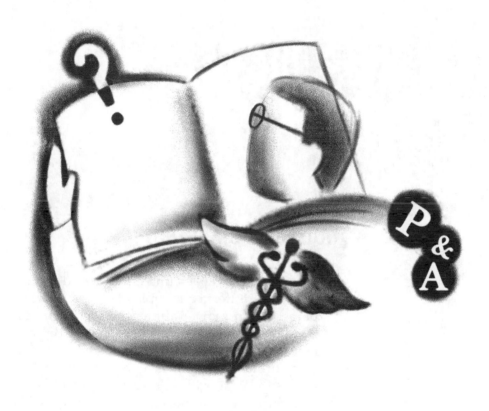

CAPÍTULO 1

INTRODUCCIÓN A LA DIABETES TIPO 2

INTRODUCCIÓN A LA DIABETES TIPO 2

¿QUÉ ES LA DIABETES?

La diabetes es una enfermedad severa que afecta a la capacidad de su cuerpo para transformar el alimento en energía. La insulina lo ayuda a obtener energía del alimento. Una parte de lo que usted come se transforma en un azúcar llamada glucosa. La glucosa viaja a través de su cuerpo en la sangre. Su cuerpo almacena la glucosa en las células para usarla como energía. La insulina es la llave que abre la puerta de las células. En la diabetes tipo 2 su cuerpo no produce suficiente insulina, o tiene dificultad para utilizar la insulina, o ambos. Cuando usted no tiene suficiente insulina o ésta no funciona adecuadamente, la glucosa permanece en la sangre. Con el tiempo, la glucosa se acumula en sus vasos sanguíneos y sale por la orina. Esto puede dañar sus ojos, riñones, nervios, corazón y vasos sanguíneos.

La insulina es elaborada por células del páncreas llamadas células beta. Cuando usted come y en otros momentos del día, el páncreas libera insulina a la sangre para controlar las elevaciones de la glucosa. Si las células beta mueren, no se elabora ya insulina. Esto es lo que sucede en la diabetes tipo 1. Por eso deben inyectarse insulina para vivir. Una persona con diabetes tipo 2 podría requerir insulina, pero no depende de ella para vivir.

La diabetes tipo 2 aparece en general lentamente. Puede usted tener sólo síntomas leves o no notar ningún síntoma durante años. Algunos síntomas frecuentes son sed constante, hambre constante, orina frecuente, visión borrosa y fatiga. Puede usted presentar también hormigueo, adormecimiento o dolor en las manos y pies; piel seca y comezón; e infecciones de la piel, encías, vejiga o vagina que se repiten o curan lentamente.

¿QUIÉN ADQUIERE LA DIABETES TIPO 2?

Aproximadamente 16 millones de estadounidenses tienen diabetes. La mayoría de éstos—9 de cada 10—tienen diabetes tipo 2. Antes, a la diabetes tipo 2 se la llamaba diabetes de inicio en el adulto. Esto se debe a que la mayoría de la gente que tiene diabetes tipo 2 son mayores de 40 años de edad. Pero la gente más joven puede también tenerla.

Los investigadores no están seguros de la causa de la diabetes tipo 2. Saben que usted no puede adquirirla de alguna otra persona, como con flu. Saben que no es causada por comer demasiada azúcar. La diabetes tipo 2 no es una enfermedad simple. No puede usted identificar algo que le haya causado la diabetes, porque probablemente no fue una sola cosa. Se ve en familias. Si otros miembros de su familia tienen diabetes tipo 2, tiene usted mayor probabilidad de adquirirla. Pero generalmente se necesita algo más para adquirir la enfermedad.

En muchas personas el sobrepeso la hace aparecer. Cuando usted tiene sobrepeso, su cuerpo tiene mayor dificultad para utilizar la insulina que elabora. Esto se llama *resistencia a la insulina*. En la resistencia a la insulina, su páncreas continúa produciendo más y más insulina para disminuir la glucosa en la sangre, pero su cuerpo no responde a la insulina como debería. Después de años de esto, su páncreas puede simplemente agotarse.

Otro aspecto no saludable de tener sobrepeso es en dónde se concentra el sobrepeso. Si usted tiene la mayor parte del peso extra arriba del cinturón, tiene mayor riesgo de diabetes, presión arterial alta y enfermedad cardíaca.

Mucha gente no practica suficiente ejercicio. Además, puede comer demasiados alimentos ricos en grasa y azúcares y muy pocos alimentos ricos en almidones y fibra. Esta forma de vida—alta en calorías y baja en ejercicio—es probablemente la razón principal por la cual la diabetes tipo 2 es tan frecuente.

Las mujeres que adquieren un tipo transitorio de diabetes cuando están embarazadas, llamada *diabetes gestacional*, tienen mayor probabilidad de tener diabetes tipo 2 cuando sean mayores. Además, las mujeres que han tenido un bebé de 9 libras de peso o más, tienen mayor riesgo de desarrollar diabetes tipo 2.

¡Tiene Usted Sobrepeso?

Una forma de determinar si usted tiene sobrepeso es comparar su peso en esta tabla de pesos aceptables para hombres y mujeres.

Estatura Sin Zapatos (pies y pulgadas)	Peso Sin Ropa (libras)	Estatura Sin Zapatos (pies y pulgadas)	Peso Sin Ropa (libras)
4'10"	91–119	5'9"	129–169
4'11"	94–124	5'10"	132–174
5'0"	97–128	5'11"	136–179
5'1"	101–132	6'0"	140–184
5'2"	104–137	6'1"	144–189
5'3"	107–141	6'2"	148–195
5'4"	111–146	6'3"	152–200
5'5"	114–150	6'4"	156–205
5'6"	118–155	6'5"	160–211
5'7"	121–160	6'6"	164–216
5'8"	125–164		

Del Departamento de los Estados Unidos de Agricultura de: *Report of the Dietary Guidelines Advisory Committee on the Dietary Guidelines for Americans (Informe de las Directrices Dietéticas Consejo Asesor sobre las Directrices Dietéticas para Americanos)*, 1995, p. 10.

¿Cuál es Su Índice de Masa Corporal?

Otra forma de determinar si tiene usted sobrepeso es calcular su índice de masa corporal, o IMC. Para calcular su IMC, multiplique su peso en libras por 705. Divida el resultado entre su estatura en pulgadas. Luego divídalo entre su estatura nuevamente. La respuesta es su IMC. Algunos IMC están calculados en la tabla siguiente.

INDICE DE MASA CORPORAL (IMC)

Estatura (pulgadas)	19	20	21	22	23	24	25	26	27	28	29	30	35	40
						Peso Corporal (libras)								
58	91	96	100	105	110	115	119	124	129	134	138	143	167	191
59	94	99	104	109	114	119	124	128	133	138	143	148	173	198
60	97	102	107	112	118	123	128	133	138	143	148	153	179	204
61	100	106	111	116	122	127	132	137	143	148	153	158	185	211
62	104	109	115	120	126	131	136	142	147	153	158	164	191	218
63	107	113	118	124	130	135	141	146	152	158	163	169	197	225
64	110	116	122	128	134	140	145	151	157	163	169	174	204	232
65	114	120	126	132	138	144	150	156	162	168	171	180	210	240
66	118	124	130	136	142	148	155	161	167	173	179	186	215	247
67	121	127	134	140	146	153	159	166	172	178	185	191	223	255
68	125	131	138	144	151	158	164	171	177	184	190	197	230	262
69	128	135	142	149	155	162	169	176	182	189	196	203	236	270
70	132	139	146	153	160	167	174	181	188	195	202	207	243	278
71	136	143	150	157	165	172	179	186	193	200	208	215	250	286
72	140	147	154	162	169	177	184	191	199	206	213	221	258	294
73	144	151	159	166	174	182	189	197	204	212	219	227	265	302
74	148	155	163	171	179	186	194	202	210	218	225	233	272	311
75	152	160	168	176	184	192	200	208	216	224	232	240	279	319
76	156	164	172	180	189	197	205	213	221	230	238	246	287	328

Busque su estatura en la columna de la izquierda. Siga la fila hasta encontrar su peso. El número que se encuentra en la parte superior de la columna es su IMC.

Para saber si tiene sobrepeso, compare su IMC con las cifras siguientes:

- Un IMC de 20 a 25 es un peso normal.
- Un IMC de 25 a 30 es sobrepeso.
- Un IMC de 30 o más es sobrepeso severo.

Diabetes Tipo 2

Usted tiene mayor probabilidad de adquirir la diabetes tipo 2 si:

- Tiene parientes con diabetes.
- Tiene sobrepeso.
- Es americano nativo, hispano o afroamericano.
- Tiene por lo menos 45 años de edad.
- Tiene intolerancia a la glucosa.
- Tiene presión arterial alta, o grasas elevadas en la sangre.
- Tuvo diabetes gestacional o un bebé que pesó más de 9 libras al nacer.

Los hispanos, afroamericanos y los americanos nativos tienen mayor probabilidad de desarrollar diabetes tipo 2 también. Los científicos sospechan que una razón podría ser que los genes «ahorradores» que ayudaron a sus ancestros a sobrevivir en períodos de hambruna causan ahora problemas cuando consumen demasiado alimento y practican muy poco ejercicio.

¿QUÉ PUEDE USTED HACER RESPECTO A LA DIABETES TIPO 2?

No hay curación para la diabetes. El que le proporciona los cuidados de la salud no puede darle nada para que desaparezca. Es una enfermedad crónica. Pero hay algunas cosas que puede usted hacer para tratarse. Una alimentación saludable y el ejercicio son los mejores tratamientos para la diabetes tipo 2. Todos los que tienen diabetes tipo 2 encuentran que es más fácil controlarla si consumen alimentos saludables y practican ejercicio diariamente.

Ciertos alimentos elevan la glucosa en la sangre. Qué tanto aumenta un alimento el azúcar en su sangre se basa en el tipo de alimento, cómo se prepara, la cantidad que come, cuándo lo come y qué más come con él. Puede usted saber cómo afecta al nivel de azúcar en su sangre los alimentos que usted consume determinando el azúcar en su sangre después de comer.

El ejercicio disminuye el nivel de azúcar en su sangre porque utiliza parte de la glucosa de la sangre. También ayuda a sus músculos a utilizar mejor la insulina, eliminando más azúcar de la sangre. Cuando usted agrega ejercicio, como caminar durante 20 minutos diariamente, puede también bajar de peso. La reducción de sólo 10 libras puede ayudar a algunas personas a hacer que los niveles de azúcar en su sangre regresen a lo normal.

Si la alimentación saludable y el ejercicio no disminuyen los niveles de glucosa en la sangre hasta donde usted los quiere, puede necesitar píldoras para la diabetes. Las píldoras para la diabetes son medicinas que disminuyen los niveles de glucosa en la sangre. No son insulina. Si la alimentación saludable, el ejercicio y las píldoras para la diabetes no disminuyen su glucosa en la sangre, puede usted necesitar aplicarse insulina también. O puede necesitar usar insulina en lugar de píldoras para la diabetes.

Para saber cómo están funcionando sus tratamientos, hay dos cosas que puede hacer: 1) monitorizar sus niveles de glucosa en la sangre, y 2) asistir a exámenes médicos regularmente. Con un glucómetro, usted puede determinar su nivel de glucosa en la sangre en cualquier momento del día y ver el efecto que el alimento que usted consumió, o el ejercicio que practicó, tiene sobre su nivel de glucosa en la sangre. Esta información puede proporcionarle una mayor flexibilidad en sus actividades diarias también. Cuando usted puede predecir lo que pasará con sus niveles de glucosa en la sangre, puede cambiar su programa—omer más tarde, practicar más ejercicio del habitual—y todavía mantener controlados sus niveles de glucosa.

Si usa un glucómetro no tiene que esperar hasta que vaya con la persona que le proporciona los cuidados de la salud para saber cómo está. Sin embargo, el que proporciona la atención de la salud sigue siendo importante. Sólo él puede verificar su salud en general para valorar cómo están funcionando los tratamientos. Asistir a un examen médico por lo menos una vez al año proporciona al prestador de cuidados de la salud una mejor oportunidad de descubrir cualquier problema potencial.

¿POR QUÉ ES LÓGICO EL CONTROL DE LA DIABETES?

La diabetes tipo 2 no tratada puede llevar a enfermedades severas del corazón, vasos sanguíneos, nervios, riñones y ojos. Estas enfermedades son llamadas complicaciones de la diabetes. Puede haber

Cuidar Su Diabetes

- Consuma alimentos saludables.
- Controle su peso.
- Manténgase físicamente activo.
- Tome píldoras o aplíquese insulina, si es necesario.
- Determine su glucosa en la sangre.
- Asista a exámenes médicos regularmente.

tenido usted diabetes durante años y ni siquiera saberlo. Durante ese tiempo, los niveles elevados de glucosa en la sangre pueden haber estado dañando estas partes de su cuerpo. Por eso es importante que controle la diabetes tan pronto como se diagnostica.

Puede usted hacer algo para prevenir o diferir las complicaciones de la diabetes. Disminuyendo la glucosa a niveles cercanos a lo normal, se detiene o se hace más lento el daño a sus ojos, nervios y riñones. Esto fue confirmado por dos estudios diferentes—el United Kingdom Prospective Diabetes Study (UKPDS), de 1998, y un estudio de 10 años llamado Diabetes Control and Complications Trial (DCCT). El DCCT es la mejor investigación que se ha llevado a cabo hasta ahora sobre la relación entre los niveles de glucosa en la sangre y las complicaciones. La mayoría de las personas que disminuyeron sus niveles de glucosa se beneficiaron. Aunque el DCCT siguió a pacientes con diabetes tipo 1, el UKPDS mostró que los pacientes con diabetes tipo 2 parecen tener los mismos beneficios de menos complicaciones cuando se tiene un mejor control de la glucosa. Se está llevando a cabo más investigación en esta área.

¿CÓMO PUEDE PROTEGER A SU FAMILIA DE LA DIABETES TIPO 2?

Debido a que usted tiene diabetes, sus hijos, hermanos o padres pueden tener riesgo de desarrollarla también. Hay formas de protegerlos:

- Comparta su plan de alimentación saludable con su familia. Prepare alimentos para la familia que todos puedan disfrutar.
- Involucre a la familia en su educación. Aliéntelos a visitar con usted al que proporciona los cuidados de la diabetes, dietista, y otros miembros del equipo de cuidados.
- Asegúrese de que sus familiares asisten a exámenes médicos regularmente con un médico con experiencia en diabetes. Hay pruebas que pueden detectar marcadores de la diabetes antes de que se desarrolle.
- Pida a sus familiares que lo acompañen a practicar ejercicio. Establezcan metas juntos, y ayúdelos a mantenerse motivados.

Desarrollar y mantener hábitos de alimentación y ejercicio saludables puede ser la diferencia entre una vida con diabetes tipo 2 o una vida sin ella.

¿CÓMO VIVE USTED CON LA DIABETES?

Al principio necesita usted tiempo para absorber toda la información que le ofrece el que le proporciona la atención de la salud. Puede sentirse abrumado por todo lo que debe hacer y recordar. Puede sentirse triste por la pérdida de su buena salud. Puede sentirse enojado porque tiene que hacer cambios en su forma de vida. Puede sentir temor de tener una reacción por una baja de glucosa en la sangre, por tener que aplicarse usted mismo inyecciones, o por el pensamiento de futuras complicaciones. Éstas y otras emociones fuertes son parte de vivir con una enfermedad crónica.

Saber que estas emociones son parte de la enfermedad puede ayudarlo a reconocerlas más rápidamente cuando aparecen. Esto puede ayudarlo a aceptar su enojo, su temor o su resentimiento. Buscar apoyo en sus familiares, amigos o en un profesional de salud mental, puede ayudarlo.

Esperamos que llegue a aceptar su diabetes. Piense que aunque usted la acepte, no siempre estará dispuesto a seguir un plan de alimentación y ejercicio saludable. Algunos días serán más fáciles que otros. Pero está bien. Haga lo mejor que pueda en ese momento, y empiece fresco cada día.

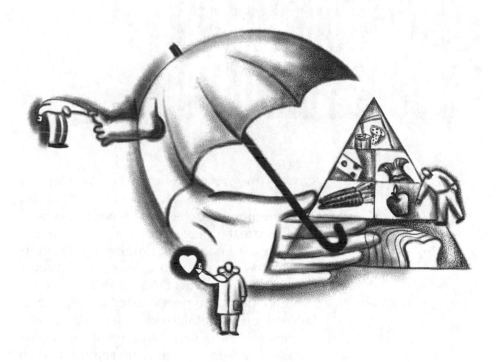

CAPÍTULO 2

ENCONTRANDO LOS
MEJORES CUIDADOS

ENCONTRANDO LOS MEJORES CUIDADOS

Es importante encontrar los mejores cuidados posibles para la salud. En algún momento puede usted tener que buscar diversos prestadores de atención de la salud, como un dietista, un oftalmólogo o un podiatra. De vez en cuando puede usted querer tomar clases de educación sobre la diabetes. En algún momento puede usted necesitar cuidados en un hospital, o un asilo o una agencia de atención de la salud que preste servicios en casa. Necesitará siempre un seguro médico que le ayude a pagar estos cuidados.

EL QUE LE PROPORCIONA LOS CUIDADOS DE LA DIABETES

Busque alguien con experiencia en diabetes. Puede usted seleccionar un internista, un médico familiar, un médico general, una enfermera o un asistente médico que se hagan cargo de personas con diabetes. Puede usted también seleccionar un endocrinólogo o un diabetólogo. Un endocrinólogo es un médico que tiene entrenamiento especial y certificación para tratar enfermedades como la diabetes. Un diabetólogo es un médico que tiene interés especial en la diabetes.

Si usted busca a alguien que le proporcione los cuidados de la diabetes, podría hablar con amigos o parientes que tienen diabetes y que están satisfechos con sus cuidados médicos, obtener referencias de los que proporcionan atención de la salud que usted conozca y les tenga confianza, o intentar un servicio de referencia de su hospital o de una sociedad médica (ver RECURSOS).

Si es posible, haga una cita sólo para hablar con el que le proporciona los cuidados de la diabetes. Algunos cobran por este tiempo, por lo que debe asegurarse de preguntar si habrá un costo por la «entrevista». Durante la entrevista, observe la oficina. ¿Es cortés el personal? ¿Cuánto tiempo tuvo que esperar después de la hora de su cita? ¿Tiene material educativo en exhibición?

Cuando se entreviste con el que proporciona los cuidados de la diabetes, puede querer hacer preguntas como éstas:

- ¿Cuántos de sus pacientes tienen diabetes?
- ¿Trata más gente con diabetes tipo 1 o con diabetes tipo 2? ¿Cuántos pacientes con diabetes tipo 2 ve en un mes?
- ¿Conoce los estándares de cuidados médicos de la American Diabetes Association (ADA) para las personas con diabetes?
- ¿Seguirán estos estándares los cuidados que usted me proporcionará?
- ¿Cuál será la frecuencia de las visitas? ¿Cuál será la frecuencia de exámenes de mis pies y de la hemoglobina glicosilada, o HbA1c? (La prueba de HbA1c proporciona a usted y a su médico una medida del control de su diabetes día con día en un período de tres o cuatro meses.)
- ¿Quién lo cubre en los días de descanso?
- ¿Qué hago en caso de urgencia?
- ¿Está asociado con otros prestadores de cuidados de la salud para que pueda beneficiarme de un enfoque de equipo?

Valorar su entrevista es tan importante como formular las preguntas adecuadas. Ésta es la forma de encontrar un prestador competente de cuidados de la diabetes con el que se sienta a gusto. Considere las siguientes preguntas:

- ¿Cómo se siente respecto a la entrevista?

- ¿Parecía el que proporciona los cuidados de la salud genuinamente interesado en usted?
- ¿Parecía el que proporciona los cuidados de la salud experimentado en pacientes con diabetes?
- ¿Se sintió usted libre para hablar?
- ¿Estaba escuchando el que proporciona los cuidados de la salud?
- ¿Estuvo usted satisfecho con las respuestas a sus preguntas?
- ¿Parecía comprensivo el que proporciona los cuidados de la salud?
- ¿Se sentirá usted a gusto con este prestador de cuidados de la salud?

La comunicación no siempre es fácil. Esto puede ser especialmente cierto cuando usted se siente nervioso, preocupado o con estrés. Aquí están algunos consejos para una comunicación agradable entre usted y el que proporciona los cuidados de la diabetes:

- Antes de la visita escriba lo que quiere usted decir al que proporciona los cuidados de la diabetes para no olvidar nada mientras está usted ahí.
- Formule preguntas específicas, si puede. El que proporciona los cuidados de la diabetes responderá a sus preguntas mejor si entiende claramente lo que usted pregunta. Por ejemplo, si usted ha estado estreñido desde que empezó a tomar una medicina, en lugar de preguntar: «¿Tiene efectos secundarios esta medicina?», pregunte: «¿Produce estreñimiento esta medicina?».
- Si el que proporciona los cuidados de la diabetes utiliza palabras demasiado técnicas y no comprende lo que dice, pida una explicación.
- Pida al que proporciona los cuidados de la diabetes repetir lo que usted no escuche. Tome el tiempo necesario para escribir la información o las instrucciones.
- Recuerde al que le proporciona los cuidados de la diabetes las decisiones previas, los resultados del laboratorio o los síntomas. No es posible esperar que el que le proporciona los cuidados de la diabetes recuerde todo en cada visita.
- Si el que proporciona los cuidados de la diabetes le proporciona consejos que usted sabe que no puede seguir, por la razón que sea, dígalo. Intente diseñar un plan diferente.
- Considere ir acompañado con una persona que lo apoye (cónyuge o pariente) en la visita. Algunas veces un segundo par de oídos oye las cosas un poco diferentes.

SU EQUIPO DE ATENCIÓN DE LA SALUD

Una vez que ha seleccionado al que le va a proporcionar los cuidados de la diabetes, pídale que le ayude a reunir un equipo de cuidados de la salud. Un equipo de cuidados de la salud es un grupo de prestadores de cuidados de la salud que lo ayudan a manejar su diabetes. Su equipo puede ayudar a que los cuidados de la diabetes sean parte de su vida.

Usted es el miembro más importante del equipo de cuidados de la salud. Sólo usted puede practicar el ejercicio, seguir el plan de alimentos, tomar la medicina y monitorizar los resultados. Usted será el primero en notar cualquier problema. También será probablemente el primero en llevar a cabo acciones. Todos los miembros del equipo se basarán en usted para decirle cómo está funcionando su plan de cuidados de la diabetes y cuándo necesita su ayuda.

Su equipo de cuidados de la salud puede incluir, en algún momento, al que proporciona los cuidados de la diabetes, un enfermero, un dietista, un profesional de salud mental, un fisiólogo del ejercicio, un oftalmólogo, un podiatra, un dentista, un farmacéutico, y otros especialistas si son necesarios.

El que proporciona los cuidados de la diabetes puede tener ya un enfoque de equipo. Si no lo tiene, pregúntele si estaría dispuesto a intentar un enfoque como éste. Si está de acuerdo, pida referencias de una dietista, una enfermera o algunos otros especialistas médicos cuya ayuda usted necesita.

Al seleccionar a los miembros de su equipo de cuidados de la salud, considere formular estas preguntas:

- ¿Cuántos de sus pacientes tienen diabetes?
- ¿Ve usted más personas con diabetes tipo 1 o con diabetes tipo 2? ¿Cuántas personas con diabetes tipo 2 ve usted en un mes?
- ¿Está usted dispuesto y puede trabajar con mi prestador de cuidados de la diabetes y otros miembros del equipo?
- ¿Enviará usted informes regulares al que me proporciona los cuidados de la diabetes?
- ¿Cuáles son los costos de sus servicios? ¿Son cubiertos por mi plan de seguro médico?

Una vez que ha usted formado su equipo, proporcione a cada miembro del equipo el nombre, teléfono, fax y dirección de los demás para ponerlo en su archivo. Pida a los miembros de su equipo de cuidados de la salud que consulten entre sí respecto a su atención cuando sea necesario. Es particularmente importante hacer esto cuando surgen algunos puntos específicos o cuando se están considerando cambios en el plan de cuidados de su diabetes. Por ejemplo, informe a cada uno de los miembros de su equipo si está empezando una dieta de reducción, o una clase de ejercicios aeróbicos, o una nueva medicina.

Si tiene acceso limitado a prestadores de cuidados de la salud tal vez por el lugar en que usted vive, o por el tipo de seguro médico que tiene, considere cuántos miembros del equipo puede formar. Enseguida tome la responsabilidad usted mismo, si es necesario, de comunicar los resultados de las pruebas y del tratamiento de un miembro a otro.

Puede ser necesario que lea un poco para mantenerse informado de los avances en el cuidado de la diabetes.

Dietista

Un dietista es experto en alimentación y nutrición. El alimento es una parte clave del cuidado de su diabetes. Un dietista puede ayudarlo a calcular sus necesidades de alimentos basándose en su peso, estilo de vida, píldoras para la diabetes o insulina, otras medicinas que pueda estar tomando y sus objetivos de salud. Los dietistas pueden enseñarle muchas habilidades útiles, tales como:

- Hacer un plan de alimentación.
- Usar un plan de alimentación.
- Incluir sus alimentos favoritos en su plan de alimentación.
- Hacer un plan de alimentación para los días en que esté enfermo.
- Leer las etiquetas de los alimentos.
- Seleccionar inteligentemente la compra de alimentos.
- Seleccionar inteligentemente los menús de restaurantes.
- Cambiar una receta rica en grasa en una baja en grasa.
- Encontrar libros de cocina y guías de alimentos.
- Conocer la forma en que los alimentos que usted consume afectan los niveles de grasas de la sangre.
- Conocer la forma en que los alimentos que usted consume afectan los niveles de glucosa en la sangre.

- Determinar su glucosa en la sangre con un glucómetro.
- Tratar usted mismo una baja de glucosa en la sangre.
- Usar sus registros de la glucosa para mejorar sus selecciones de alimentos.

Cuando su peso, estilo de vida y objetivos de salud cambian, sus necesidades de alimentos cambian también. Su dietista puede ayudarlo a ajustar su plan de alimentos a estos cambios. Tal vez no le guste su plan de alimentos. Puede ser que necesite adaptarse mejor a su horario. Un dietista puede ayudarlo a hacer todo esto.

Busque las iniciales RD después del nombre del dietista. RD quiere decir «registered dietitian». Un dietista registrado ha cumplido con los requisitos de la American Dietetic Association. Un RD puede tener también una maestría.

Podría ver las iniciales LD después del nombre de un dietista. LD quiere decir «licensed dietitian». Muchos estados requieren que los dietistas tengan licencia.

El que le proporciona los cuidados de la diabetes o los hospitales locales quizás puedan recomendarle un dietista. O la American Dietetic Association, o en la American Dietetic Association Consumer Nutrition Hot Line, 1-800-366-1655, pueden referirlo a un dietista.

Enfermero

Busque las iniciales RN después del nombre de un enfermero. RN quiere decir «registered nurse» (RN). Algunos enfermeros pueden tener un grado de bachiller (BSN) o un grado de maestría (MSN). Los enfermeros le enseñan y aconsejan respecto al manejo diario de la diabetes. Los enfermeros pueden enseñarle lo que es la diabetes y cómo

- Usar las píldoras para la diabetes.
- Usar la insulina
- Aplicarse usted mismo las inyecciones de insulina.
- Usar una bomba de insulina.
- Determinar su glucosa en la sangre
- Mantener un registro de su control de la diabetes.
- Conocer los signos de baja de la glucosa y elevación de la glucosa.

- Manejar la baja o la elevación de la glucosa.
- Manejar los días de enfermedad.
- Permanecer saludable durante el embarazo.

Fisiólogo del Ejercicio

Un fisiólogo del ejercicio está entrenado en la ciencia del ejercicio y el condicionamiento del cuerpo. Un fisiólogo del ejercicio lo ayuda a planear un programa de ejercicio seguro y eficaz. Busque a alguien con maestría o doctorado en fisiología del ejercicio. O busque a un prestador de cuidados de la salud con licencia que tenga entrenamiento en fisiología del ejercicio. La certificación del American College of Sports Medicine es un buen signo.

Los fisiólogos del ejercicio pueden planear programas individuales de ejercicio adaptados a sus necesidades específicas. Tal vez quiera usted mejorar su condicionamiento cardiovascular, disminuir su glucosa en la sangre, bajar un poco de peso, o desarrollar tono y flexibilidad muscular. Un fisiólogo del ejercicio puede mostrarle el ejercicio más seguro para usted si tiene artritis, sobrepeso, complicaciones de la diabetes o ha llevado una vida sedentaria durante años y ahora quiere volverse más activo. Obtenga siempre la aprobación del que le proporciona los cuidados de la diabetes para cualquier programa de ejercicio.

Profesional de Salud Mental

Los profesionales de salud mental incluyen trabajadores sociales, psicólogos y psiquiatras. Todos están entrenados para ayudarlo en el aspecto emocional del manejo de la diabetes. Puesto que la diabetes puede ser una enfermedad estresante, esta clase de ayuda se recomienda frecuentemente.

Busque un trabajador social clínico con licencia (LCSW) con una maestría en trabajo social (MSW) y entrenamiento en terapia individual, de grupo y familiar. Los trabajadores sociales pueden ayudar a usted y a su familia a enfrentar el estrés o ansiedad relacionados con la diabetes. Pueden ayudarlo a localizar los recursos de la comunidad o del gobierno para ayudar a sus necesidades médicas o económicas.

Un psicólogo clínico tiene un grado de maestría o doctorado en psicología y entrenamiento en psicoterapia individual, de grupo y familiar. Los psicólogos clínicos aconsejan a los pacientes que tienen problemas emocionales.

Un psiquiatra es un médico que puede proporcionar consejo para problemas emocionales y para el estrés de la diabetes, así como prescribir medicinas para tratar estos problemas.

Dentista

A primera vista puede parecer raro pensar en su dentista como un miembro de su equipo de cuidados de la salud. Pero los dentistas tienen el importante papel de ayudarlo a mantener una boca sana y dientes fuertes. La diabetes lo pone en riesgo de enfermedad de las encías y otras infecciones de la boca. Es importante tener revisiones dentales cada seis meses e informar a su dentista de que tiene diabetes.

Oftalmólogo

Su doctor especializado en los ojos es un oftalmólogo o un optometrista. Los oftalmólogos son médicos que detectan y tratan enfermedades de los ojos. Pueden prescribir medicinas para los ojos y practicar cirugía en los ojos. Los optometristas no son médicos. Están entrenados para examinar el ojo por problemas de visión y otros problemas menores.

Su doctor de los ojos monitoriza los cambios en los ojos, determina lo que significan esos cambios y discute con usted la mejor forma de tratar sus ojos.

Podiatra

Un podiatra se llama podiatra. Un podiatra está entrenado para tratar problemas de los pies y la parte inferior de las piernas. Los podiatras tienen un grado de doctor en medicina podiátrica (DPM) de una escuela de podiatría. Los cuidados de los pies son especialmente importantes, porque las personas con diabetes tienen una probabilidad muy elevada de presentar problemas en los pies. Los problemas menores pueden convertirse rápidamente en problemas graves de los pies.

La ADA recomienda que se examinen sus pies en cada visita al que le proporciona los cuidados de la diabetes. Si él encuentra cualquier problema en sus pies o en la parte inferior de sus piernas, tal vez debería ser visto por un podiatra. Para encontrar a un podiatra, verifique con el que le proporciona los cuidados de la diabetes, en los hospitales del área o en su capítulo local de la ADA (ver RECURSOS).

Farmacéutico

Un farmacéutico está entrenado en la química de las medicinas y la forma en que afectan al cuerpo. Un farmacéutico tiene por lo menos un bachillerato en ciencias de farmacia (BScPharm) o un grado de doctor en farmacia (PharmD). Su farmacéutico puede ayudarlo en diversas formas. La mayoría de farmacéuticos ofrecen consejo gratuito. Pueden decirle

- Con qué frecuencia debe tomar sus medicinas de prescripción.
- Si debe tomar sus medicinas con alimentos o con el estómago vacío.
- Qué efectos secundarios esperar.
- Si debe evitar el sol.
- Qué alimentos evitar.
- Qué otras medicinas pueden reaccionar con su nueva medicina.
- Cuándo tomar una dosis omitida.
- Cómo guardar sus medicinas.
- Cuáles medicinas que no necesitan receta funcionan mejor con sus otras medicinas.

Educador en Diabetes Certificado

Las letras CDE después del nombre de una persona significan «certified diabetes educator». Cuando usted ve estas letras, sabe que la persona está entrenada especialmente para enseñar o cuidar a personas con diabetes. Estas letras pueden venir después del nombre de cualquiera de su equipo de cuidados de la salud.

Un educador en diabetes se certifica pasando un examen del National Certification Board for Diabetes Educators—una organización independiente establecida por la American Association of Diabetes Educators. El examen comprende medicinas, monitorización de los cambios biológicos y complicaciones, aspectos psicológicos y principios de educación relacionados con la diabetes.

Una vez certificado, el CDE debe mantenerse actualizado en los cuidados y el tratamiento de la diabetes para pasar un examen de recertificación cada cinco años.

Para encontrar un educador de diabetes en su área, llame a la American Association of Diabetes Educators al 1-800-832-6874.

CLASES DE EDUCACIÓN DE DIABETES

Una forma importante para mantenerse al día con la última información e ideas respecto a los cuidados de la diabetes es asistir a clases de educación de la diabetes. Para encontrar clases locales, contacte al capítulo de la ADA en su estado (ver RECURSOS o en las páginas blancas de su directorio telefónico), o pregunte en los hospitales locales, el departamento de salud de la ciudad o el estado, o con el que le proporciona los cuidados de la diabetes. Contacte a cada uno de los patrocinadores de las clases y pida información para que pueda comparar lo que ofrecen.

Busque clases de educación de diabetes que cumplan con los estándares nacionales de los programas de educación en el automanejo de la diabetes. Muchos patrocinadores de clases las anuncian. Las clases que cumplen con estos estándares tienen profesionales hábiles y experimentados como instructores, están diseñadas para sus necesidades y deben estar convenientemente localizadas, ser fácilmente accesibles y ofrecer instrucción en las áreas siguientes:

- Panorama de la diabetes.
- Estrés y aspectos psicológicos y sociales.
- Compromiso familiar y apoyo social.
- Alimentación y nutrición.
- Ejercicio y actividad.
- Medicinas.
- Complicaciones.
- Cuidados de los pies, de la piel y cuidados dentales.
- Modificación del comportamiento, establecimiento de objetivos, reducción de riesgo y solución de problemas.
- Control de la glucosa.
- Embarazo y diabetes gestacional.
- Uso de los sistemas de atención de la salud y recursos de la comunidad.

Una marca adicional de calidad es el reconocimiento de la ADA. Las clases de educación de la diabetes solicitan voluntariamente este reconocimiento. Se revisan cuidadosamente todos los aspectos de las clases de educación de la diabetes. Contacte a su capítulo o afiliado de la ADA o al ADA National Center en el 703-549-1500 x2403 para saber cuáles clases de educación de la diabetes en su área tienen reconocimiento.

ESTANCIA EN EL HOSPITAL

Tome ahora un poco de tiempo para pensar cómo manejar la estancia en el hospital para tener el mejor cuidado posible. Empiece conociendo algo sobre sus hospitales locales. Para conocer la reputación general de un hospital y su reputación para tratar personas con diabetes, pregunte al que le proporciona los cuidados de salud si enviaría a un familiar a ese hospital. Pregunte a amigos, vecinos o parientes lo que saben de los hospitales locales. Otros recursos son su capítulo o afiliado de la ADA o un grupo de apoyo de diabetes.

Discuta con el que le proporciona los cuidados de la diabetes los pasos que debe seguir si necesita hospitalizarse de urgencia y póngase de acuerdo en cuál hospital utilizar. Tal vez su prestador de cuidados de la diabetes tiene privilegios únicamente en ciertos hospitales del área. O su plan de atención médica por convenio sólo utiliza ciertos hospitales.

Trate de conocer estos hechos importantes respecto a los hospitales que está considerando utilizar:

- ¿Cuáles hospitales aceptan su seguro médico?
- ¿Tiene el hospital en su personal prestadores de cuidados de la salud con experiencia en diabetes?
- ¿Se imparten clases de educación de la diabetes en el hospital o afiliadas al hospital?
- ¿Qué otros tipos de servicios de apoyo están disponibles para personas con diabetes?

Cuando Usted se Enfrenta a la Cirugía

Sin tomar en cuenta la cirugía de urgencia, su primera pregunta puede ser si la cirugía es necesaria. Si un médico le recomienda

Cuándo Obtener Otra Opinión

Puede usted desear una segunda opinión cuando:

▪ El que le proporciona los cuidados de la diabetes recomienda cirugía, medicinas a largo plazo u otros tratamientos que cambien drásticamente su vida.
▪ Tiene dudas respecto a la recomendación o cuando quiere sólo seguridad de otro prestador de atención de la salud.
▪ Su compañía de seguros médicos insiste en una segunda opción antes de cubrir completamente ciertos tratamientos o la cirugía.

Cuando usted busca a un prestador de atención de la salud para una segunda opinión, pregunte primero a uno en el que usted confíe. Intente llamar al departamento apropiado de un centro médico importante o de un hospital de enseñanza. Pregunte por el nombre de un especialista en el campo.

cirugía, formule al médico y al que le proporciona los cuidados de la diabetes las siguientes preguntas:

- ¿Qué otros tratamientos hay, y cuáles son los más utilizados?
- ¿Qué implican esos tratamientos?
- ¿Por qué me sugiere cirugía?
- ¿Por qué sugiere cirugía para mí?
- ¿Cuál es la tasa de éxito de la cirugía?
- ¿Qué implica la cirugía?
- ¿Cuáles son los riesgos de la cirugía? ¿Cuáles son los efectos secundarios? ¿Qué probabilidad tienen de presentarse?
- ¿Qué pasaría si no me opero?
- ¿Quién va a practicar la cirugía? Asegúrese de que el cirujano que usted seleccione haya realizado con frecuencia esta operación.
- ¿Cuánto tiempo estaré en el hospital?
- ¿Tendré restricciones en mis actividades después de la operación? ¿Cuánto tiempo?
- ¿Cuándo puedo regresar a mi trabajo?

- ¿Voy a necesitar cuidados de seguimiento, como análisis repetidos, fisioterapia o cuidados de enfermería?

Qué Llevar

Cuando usted va al hospital para una operación, asegúrese de llevar:

- Su glucómetro y tiras reactivas.
- Su cuaderno de registro de la glucosa.
- Todas sus medicinas en sus frascos originales.
- Una lista de sus medicinas, cuándo las toma, y en qué dosis.
- Un reloj barato.
- Pijamas y pantuflas.
- Ropa y zapatos.
- Lo necesario para arreglar su cabello.
- Un cuaderno y lápices.
- Números telefónicos de familiares y amigos.
- Información del seguro médico.
- Nombre y número telefónico del que le proporciona los cuidados de la diabetes.

Cuando Está en el Hospital

Aquí están algunos consejos cuando está usted en el hospital. Al ingresar:

- Infórmeles de que tiene diabetes.
- Proporcióneles una lista de todas las medicinas que toma, cuándo las toma, y en qué dosis.
- Alértelos respecto a las medicinas a las que es alérgico o que le causan efectos secundarios importantes.
- Infórmeles respecto a otros trastornos médicos que tenga, como presión arterial alta, daño renal o problemas oculares.
- Infórmeles respecto a frecuentes reacciones por baja de glucosa.
- Infórmeles respecto a su plan de alimentación y cualquier dieta especial que esté siguiendo, como una dieta baja en sodio.
- Alértelos respecto a cualquier alergia que tenga a los alimentos.

Para un rápida recuperación después de la cirugía, tenga un buen control de su glucosa en la sangre antes de la operación.

CUIDADOS EN CASA

Si está confinado a la cama por una enfermedad prolongada, o si estará confinado a la casa por un corto tiempo, puede querer algunos de los servicios proporcionados por agencias de cuidados de la salud en casa. Éstos incluyen cuidados de enfermería y terapia física, respiratoria, ocupacional o del lenguaje; quimioterapia; diálisis; nutrición y tratamiento dietético; cuidados personales, como bañarse y vestirse; y el aseo de la casa. Las agencias de cuidados de la salud en casa pueden proporcionar análisis de sangre o llevar una enfermera a su casa para administrar las medicinas y otros tratamientos.

Las agencias de cuidados de la salud en casa incluyen la Visiting Nurses Association, la Veterans Administration, agencias públicas no lucrativas de los departamentos de salud de la ciudad, agencias privadas no lucrativas, y agencias lucrativas operadas por individuos o corporaciones. Si usted busca cuidados de salud en casa, pida ayuda o recomendaciones de:

- Amigos, familiares y vecinos.
- El que le proporciona los cuidados de la diabetes.
- Su iglesia o sinagoga.
- El departamento de salud del condado.
- Su Area Agency on Aging.
- Su capítulo local o afiliado de la ADA.
- Un planeador de altas del hospital local o trabajadora social.
- Un centro local de ciudadanos de edad avanzada o grupo de jubilados.
- United Way o alguna otra organización de servicios de la comunidad.
- El bibliotecario de referencia de la biblioteca local.

Una vez que obtiene los nombres de las agencias, llámelas o visítelas, y considere las siguientes preguntas:

- ¿Qué tan pronto empiezan los servicios?
- Están los servicios disponibles siete días a la semana, 24 horas del día si se necesitan.
- ¿Debo firmar por un mínimo de horas?
- ¿Se preparará un plan de cuidados médicos detallado antes de que los servicios empiecen?

- ¿Puedo entrevistarme con enfermeras o asistentes potenciales antes de que sean asignadas? ¿Hay un cargo por esto?
- ¿Puedo solicitar un cambio de enfermera o asistente?
- ¿Cuáles son los costos de los diversos servicios?
- ¿Envía la agencia los recibos directamente a mi compañía de seguros/Medicare/Medicaid?
- ¿Me enviarán una copia de estos recibos?
- ¿Con qué frecuencia se envían los recibos?

ASILOS

Si se necesitan cuidados de tiempo completo, a menudo un asilo es la mejor opción. Los asilos pueden proporcionar cuidados médicos (medicinas, rehabilitación), cuidados personales (ayuda para comer, bañarse, vestirse) y servicios residenciales (habitación, alimentos, actividades sociales).

La mayoría de asilos son lucrativos. Hay algunos asilos no lucrativos de grupos fraternales, religiosos o civiles, o del gobierno local o estatal.

Si usted busca un asilo, consulte las mismas fuentes que para los cuidados en casa (página anterior). Una vez que ha encontrado varios asilos, llame y solicite que le envíen información. Programe una visita a los asilos que ofrecen el tipo de cuidados que usted busca. Puede usted querer llevar a un familiar o a uno o dos amigos. Mientras más ojos, mejor.

Asegúrese de verificar

- El terreno y los alrededores.
- El vestíbulo y los corredores.
- Las camas y baños.
- La cocina y el comedor.
- Las salas de entretenimiento.

Asegúrese de preguntar por

- Teléfonos.
- Detectores de humo y extinguidores de fuego.
- Salidas de emergencia y timbres para llamar.
- Alimentos y colaciones.
- Miembros del personal.
- Servicios dentales.

- Servicios de ambulancia.
- Servicios religiosos.
- Actividades recreativas.
- Arreglos sociales y de visitas.
- Estacionamiento.

SEGURO MÉDICO

Los cuidados de su diabetes pueden ser costosos, por lo que es importante encontrar la mejor cobertura médica posible. Busque un plan que pueda satisfacer las necesidades de cuidados de la salud así como su presupuesto. Los planes de seguros médicos varían en la parte de los cuidados de la diabetes que ayudarán a pagar. Antes de firmar un seguro médico, tenga respuestas a las siguientes preguntas:

- ¿Están cubiertas las visitas del que me proporciona los cuidados de la diabetes?
- ¿Hay un límite respecto a cuántas veces puedo ver al que me proporciona los cuidados de la diabetes en un año?
- ¿Cuánto tendré que pagar por visita?
- ¿Cuánto paga el plan por cada visita?
- ¿Cuánto paga el plan por una estancia en el hospital?
- ¿Hay un límite en lo que pago cada año?
- ¿Hay algún límite en lo que paga el plan cada año?
- ¿Estaré cubierto inmediatamente, o tendré que esperar porque tengo diabetes (una enfermedad preexistente)? ¿Cuánto tengo que esperar?
- ¿Cubre el plan los glucómetros, tiras reactivas, jeringas de insulina, bombas de insulina y otros accesorios para la diabetes? ¿Hay un límite en el número de accesorios para la diabetes que puedo obtener cada mes?
- ¿Ayuda el plan a pagar las dietistas, los profesionales de salud mental y especialistas? ¿Hay un límite en el número de veces que puedo ver a éstos en un año?
- ¿Ayuda el plan a pagar las clases de educación de la diabetes?
- ¿Qué remedios se cubren? ¿Hay un plan de recetas para reducir los costos? ¿Qué tan frecuentemente pueden volver a surtirse las recetas? ¿Existe un co-pago por cada receta?

- ¿Cubren los cuidados de la salud en casa? ¿Hay algunas limitaciones?

Si usted tiene ya un plan de seguro médico, llame y asegúrese qué es lo que cubre y lo que no cubre en relación con su diabetes. Pregunte por cada uno de los artículos que usted utiliza. Si su plan cubre «equipo médico durable», puede cubrir un glucómetro, un dispositivo para punzar el dedo, un inyector o jeringas de insulina, y una bomba de insulina, si son prescritos por el que le proporciona los cuidados de la diabetes como «medicamentos necesarios». Si su plan cubre medicinas de prescripción y/o accesorios médicos, puede pagar la insulina, lancetas, glucómetros, tiras reactivas para cetonas y accesorios de la bomba de insulina, si tiene receta para ellas.

El que le proporciona los cuidados de la diabetes puede tener que redactar una explicación detallada de la razón por la cual estos artículos son necesarios para usted. Conserve una copia de esta explicación. Sirve como «prescripción» de estos artículos.

Si usted cree que su aseguradora no cubre cosas que debería, contacte al departamento estatal de seguros. Cada estado tiene sus propias leyes y reglamentos para los seguros. Varios estados han aprobado recientemente una legislación que mejora la cobertura del seguro para la gente que tiene diabetes.

Cobertura de Grupo

Si usted trabaja, su patrón puede ofrecerle un plan de seguro médico de grupo. Los planes de grupo generalmente están abiertos a todos los empleados. Su patrón puede pagar la mayoría o todo el costo (prima) por usted. Por un cargo adicional, estos planes pueden cubrir también a su cónyuge e hijos.

Si su patrón no ofrece seguro médico, puede todavía obtener un seguro médico de grupo a través de la membresía de una asociación profesional, comercial o religiosa, como la American Bar Association o B'nai B'rith. Los beneficios varían considerablemente, por lo que debe asegurarse de conocer bien cuáles son.

Si usted es empleado independiente, contacte al departamento de salud de su estado o la comisión de seguros para saber lo que su estado ofrece a las pequeñas empresas. El costo del seguro varía mucho entre los estados, aunque la mayoría tratan de mantenerlo a su alcance mediante límites en las primas. También hay varias asociaciones de pequeñas empresas, como la American Business Association, que ofrecen seguro médico a los miembros y a sus empleados.

Cobertura Individual

Si usted no es elegible para ninguna forma de seguro médico de grupo, trate de encontrar un seguro médico individual que sea costeable. Aunque puede ser difícil, es una necesidad para las personas con diabetes. Ver *The Health Insurance Portability and Accountability Act of 1996* en la pág. 25 para mayores detalles en las normas de los seguros médicos individuales.

Planes de Pago por Servicio

En un plan de pago por servicio, usted, su patrón, o ambos, pagan una cantidad anual a una compañía de seguros. La compañía de seguros paga entonces todo o parte del costo de su atención médica. Generalmente la compañía aseguradora empieza pagando después de que usted ha cubierto una pequeña cantidad del costo, llamado deducible.

Muchos prestadores de atención de la salud esperan que usted pague el costo total al tiempo de recibir el servicio. Después debe usted solicitar a su compañía de seguros sus gastos reembolsables. Sin embargo, algunas veces el que presta los cuidados de la salud o el hospital aceptan la asignación de beneficios. Esto significa que esperarán hasta que su compañía de seguros pague su parte y entonces le envían el recibo por el resto.

La ventaja mayor de un plan de pago por servicios es que usted selecciona a los prestadores de cuidados de la salud que usted quiera.

Planes de Atención Médica por Convenio

La atención médica por convenio es un término general para un grupo organizado de prestadores de cuidados de la salud. Los planes de atención por convenio incluyen las Health Maintenance Organizations (HMO), las Preferred Provider Organizations (PPO), y las Exclusive Provider Organization (EPO). La ventaja mayor de los planes de atención médica por convenio es que los costos generalmente son menores para usted.

Health Maintenance Organizations (HMO)

Una HMO es una organización que contrata profesionales de atención de la salud para proporcionar una amplia gama de servicios médicos a individuos y familias. La mayoría del costo de su atención médica es cubierto por un estipendio que usted y/o su patrón pagan.

Dependiendo del tipo de HMO, tiene usted que pagar o no un deducible y/o un co-pago en cada visita. También, dependiendo del tipo de HMO, puede o no estar cubierto si va usted con un prestador de cuidados de la salud que no pertenece a la HMO. Antes de firmar, asegúrese de saber cómo funciona la HMO.

Preferred Provider Organizations (PPO)

Una PPO es una lista de prestadores de cuidados de la salud. La lista es preparada y proporcionada por una compañía de seguros. Los prestadores de la lista son «preferidos» porque se han puesto de acuerdo con un asegurador para descontar sus honorarios.

Los prestadores preferidos son pagados por el asegurador y por un pequeño co-pago suyo cuando usted va con ellos. Puede usted tener que pagar un pequeño deducible.

Puede escoger ir con un prestador que no pertenece a la PPO, pero entonces paga usted más.

Exclusive Provider Organizations (EPO)

Una EPO es como una PPO con una diferencia importante. Si usted prefiere ir con un proveedor que no pertenezca a la EPO, tiene que pagar la cuenta total.

COBRA

COBRA son las iniciales de Consolidated Omnibus Budget Reconciliation Act. Esta ley federal permite que algunas personas conserven su cobertura de seguro médico durante un tiempo limitado cuando normalmente lo perderían. Puede usted necesitar cobertura del seguro médico cuando se encuentra entre diferentes trabajos, cuando pasa de tiempo completo a tiempo parcial, o cuando se retira. Sus dependientes pueden necesitar cobertura de seguro médico si usted muere o si usted y su cónyuge se separan o divorcian.

COBRA le permite a usted y a sus dependientes permanecer cubiertos en un plan de seguro de grupo de su patrón. Las compañías privadas y las oficinas locales de gobierno están cubiertas. Los patrones con menos de 20 empleados, el gobierno federal y las iglesias no están cubiertos.

Si usted quiere permanecer cubierto, debe notificar a su patrón por escrito en los siguientes 60 días del evento que causa la pérdida de su cobertura. La cobertura empieza el día que usted pierde su seguro y puede durar hasta 18 meses después de haber dejado su trabajo. La cobertura puede durar hasta 29 meses y si usted está discapacitado. Sus dependientes pueden mantener la cobertura hasta 36 meses.

Usted paga la parte de la prima que pagaba antes. Generalmente debe pagar la parte de su patrón también. A menudo paga una pequeña cantidad por honorarios también. Esto es casi siempre menos costoso que comprar una póliza nueva de corto plazo. Cuando su cobertura termina, su patrón puede permitirle convertirla a una póliza individual. La cobertura individual es costosa, pero esta opción lo mantiene asegurado. Para mayor información sobre COBRA, llame a COBRA Hot Line 202-219-8776.

La Health Insurance Portability and Accountability Act de 1996

La Health Insurance Portability and Accountability Act de 1996 (efectiva el primero de julio de 1997) facilita a las personas que tienen diabetes adquirir y mantener su seguro médico.

Según la ley, los aseguradores y patrones no pueden elaborar reglas de seguro médico que discriminen a los trabajadores por causa de su salud. Y a todos los trabajadores elegibles para un plan particular de seguro médico se les debe ofrecer ingresar por el mismo precio.

Los aseguradores que venden pólizas individuales deben ofrecer una póliza individual sin condiciones preexistentes de exclusión a ninguna persona que: 1) haya tenido cobertura continua en un plan de grupo los 18 meses previos; 2) no sea actualmente elegible para cobertura en ningún plan de grupo, y 3) ha utilizado ya la cobertura COBRA (ver arriba).

Otra parte de la ley habilita a mantener la cobertura cuando cambia de empleo. Si usted ha tenido diabetes más de seis meses y ha tenido cobertura continua en un plan de seguro médico y luego deja su trabajo, no se le puede negar cobertura por su nuevo patrón debido a un trastorno preexistente. Sin embargo, si usted ha sido recientemente diagnosticado, esto es, hasta hace seis meses, y cambia de empleo, su nuevo patrón puede rechazar o limitar su cobertura durante 12 meses. Éste es un período de espera de una sola vez, y puede reducirse el número de meses que tuvo cobertura continua en su previo trabajo. Por ejemplo, digamos que se le diagnosticó diabetes mientras trabajaba y estaba cubierto por su plan de seguros médicos de su patrón. Cinco meses después del diagnóstico cambia usted de empleo. Su nuevo patrón puede limitar o negar el resto de los 12 meses de período de espera, esto es, siete meses.

Medicare

Medicare es un programa federal de seguro médico para la gente de 65 años o más y para la gente que no puede trabajar debido a ciertas incapacidades. Es dirigido por la U.S. Department of Health Care Financing Administration del U.S. Department of Health and Human Services. Las oficinas de la Social Security Administration en todo Estados Unidos reciben solicitudes para Medicare.

Hay dos partes en Medicare: La parte A y la parte B. La parte A ayuda a pagar sus gastos de cuidados médicos proporcionados en hospitales, asilos, hospicios (para gente que está muriendo), y en la casa. Medicare no paga cuidados de custodia proporcionados en un asilo o en una casa privada cuando es el único cuidado necesario. Los cuidados de custodia incluyen ayuda para caminar, acostarse y levantarse de la cama, bañarse, vestirse, comer, tomar medicinas y otras actividades de la vida diaria.

La parte B ayuda a pagar los servicios de los prestadores de atención de la salud, servicios de ambulancia, pruebas diagnósticas, servicios fuera del hospital, fisioterapia para pacientes no hospitalizados y servicios de patología del lenguaje, equipo médico y accesorios.

Si usted utiliza insulina, Medicare lo ayuda a pagar los glucómetros, lancetas, tiras reactivas y otros accesorios para el glucómetro. El que le proporciona los cuidados de la salud debe certificar por escrito que usted necesita todos estos artículos para el manejo de su diabetes. Obtenga copias del escrito del que le proporciona los cuidados de su salud. Lleve una copia a su farmacéutico cada vez que compra estos artículos para que puedan ser enviados y remitidos junto con su solicitud a Medicare.

Medicare no paga las píldoras para la diabetes, la insulina, jeringas o bombas de insulina. Medicare tampoco paga los exámenes regulares de los ojos, la prescripción de anteojos o lentes de contacto, o los cuidados de rutina de los pies, como cortar las uñas o eliminar callos y ojos de pescado.

Medicare ayuda a pagar calzado terapéutico y plantillas, cirugía con láser para la retinopatía (una enfermedad de los ojos), cirugía de cataratas, trasplantes de riñón y diálisis.

Medicare ayuda a pagar la educación de la diabetes ambulatoria si se lleva a cabo en un hospital y es prescrita por un proveedor de cuidados de la salud. Medicare ayuda también a pagar las recomendaciones nutricionales externas y los servicios de dietistas.

La mayoría de las personas cubiertas por Medicare obtienen la parte A. Puede usted obtener la parte B pagando un estipendio mensual. Ambas partes tienen deducibles y cantidades de coaseguro que usted paga.

Para mayor información sobre Medicare, llame a Medicare Hot Line 1-800-638-6833. Para obtener una copia gratuita de *Your Medicare Handbook*, llame a Social Security al 1-800-772-1213 o visite la oficina local de Social Security Administration (la dirección se encuentra en el directorio telefónico en la sección del Gobierno de EE.UU.).

Medigap

Los planes de Medigap cubren algunos de los cargos que Medicare no cubre. Los planes de Medigap son vendidos por compañías de seguros privadas. El gobierno federal ha definido 10 planes convencionales de Medigap. Algunos planes pueden no ofrecerse en su estado. Puede usted comprar un plan de Medigap para pagar medicinas de prescripción, deducibles de Medicare, urgencias en viajes al extranjero, cuidados preventivos y otros gastos.

No se le puede negar cobertura de Medigap si usted hace la solicitud en los siguientes seis meses de la primera solicitud para la parte B de Medicare. Los precios para el mismo plan varían con las compañías de seguros. Verifique los precios en varias compañías de seguros antes de comprar un plan de Medigap.

Para mayor información respecto a Medigap, pida una copia gratuita de *Guide to Health Insurance for People with Medicare* en cualquier compañía de seguros o llame a Social Security al 1-800-772-1213 y solicite que se la envíen.

Medicaid

Si sus ingresos son muy bajos, puede obtener Medicaid. Medicaid es un programa federal y estatal de asistencia. Cada estado decide qué nivel de ingresos es muy bajo. Y cada estado decide los servicios médicos y accesorios que cubre. Llame a la oficina estatal de Medicaid para saber si usted califica y cuáles costos de salud cubre.

Seguro de Incapacidad de la Seguridad Social

Si usted pierde su empleo porque está incapacitado, puede obtener el Social Security Disability Insurance. Este seguro cubre a las personas menores de 65 años que han trabajado por salario recientemente y están ahora incapacitadas. La Seguridad Social tiene una lista de incapacidades. Si usted tiene una incapacidad de esa lista y gana menos de 500 dólares al mes, se considera incapacitado. Las incapacidades enumeradas incluyen la diabetes con ciertas clases de neuropatía, acidosis, amputación o retinopatía. Para mayor información, llame a Social Security en días hábiles al 1-800-772-1213.

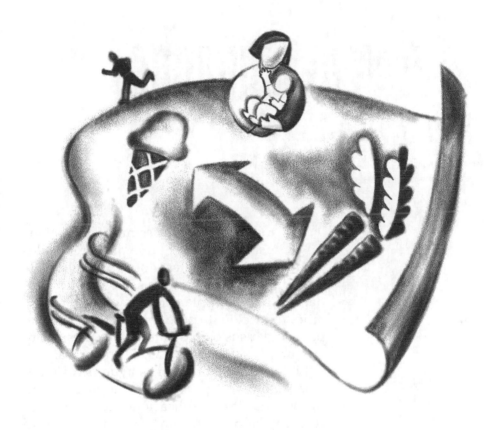

CAPÍTULO 3

SU PLAN DE CUIDADOS DE LA DIABETES

SU PLAN DE CUIDADOS DE LA DIABETES

Cuidar su diabetes es más fácil si tiene usted un plan. El que proporciona los cuidados de la diabetes y otros miembros de su equipo de atención de la salud pueden ayudarlo a hacer un plan de alimentación, ejercicio, reducción de peso y medicinas; un plan para cuidar sus ojos, dientes, piel y pies; inclusive un plan si se enferma o se embaraza.

El objetivo de un plan es ayudarlo a mantener su nivel de glucosa en la sangre bajo control y evitar las complicaciones de la diabetes (ver capítulo 5). Cualquier plan requerirá ajustes cuando sepa lo que funciona mejor para usted y al cambiar sus necesidades.

ALIMENTACIÓN SALUDABLE

La mayoría de personas con diabetes tienen un plan de comida o un plan de alimentación. Un plan de alimentación le dice qué comer, cuánto comer y cuándo comer. Un dietista puede ayudarlo a elaborar un plan de alimentación adecuado para usted. Debe basarse en:

- Qué le gusta comer y beber.
- Cuándo le gusta comer y beber.

- Cuántas calorías necesita.
- La pirámide de alimentos de la diabetes (ver más adelante).
- Su nivel de actividad.
- Qué ejercicios practica.
- Cuándo practica ejercicio.
- Su salud.
- Qué medicinas toma.
- Su familia o sus costumbres culturales.

Un plan de alimentación típico incluye desayuno, almuerzo, comida y una colación al acostarse. Los planes de alimentación para la diabetes son saludables. Los alimentos saludables para usted son los mismos que para todos los demás. De hecho, toda su familia puede beneficiarse con las selecciones de alimentos, técnicas para cocinarlos y los instrumentos para planear la alimentación que usted utiliza.

El plan más saludable es bajo en grasas saturadas y colesterol, moderado en proteínas, alto en almidones y fibra, y moderado en sodio, azúcares y sustitutos de azúcar.

Bajo en Grasa Saturada y Colesterol

Los dos tipos principales de grasas de los alimentos son la grasa saturada y la grasa insaturada. La grasa saturada es más abundante en los alimentos animales (carne y productos lácteos). El colesterol se encuentra únicamente en los alimentos animales. Las grasas saturadas aumentan su nivel de colesterol más que cualquier otra cosa que usted coma. La mayoría de alimentos derivados de plantas (frutas, vegetales, granos, legumbres, nueces y

EL PLAN DE ALIMENTACIÓN MÁS SALUDABLE

Bajo	Moderado	Alto
		Almidones y Fibra
	Proteínas Sodio Azúcares y Sustitutos de Azúcar	
Grasas Saturadas y Colesterol		

semillas) son bajos en grasa o altos en grasa insaturada. Las grasas insaturadas, de hecho disminuyen su nivel de colesterol. La mayoría de la gente necesita sólo aproximadamente un 30 % de sus calorías diarias derivadas de la grasa.

Consejos de Cocina para Disminuir la Grasa y el Colesterol

- Use utensilios de cocina que no se adhieran al alimento y así no necesita usar tanta grasa.
- Cocine el alimento con una cucharadita o menos de un aceite insaturado.
- Utilice *spray* de aceite vegetal no adherible, vino o caldo bajo en grasa o sin grasa en lugar de aceite.
- Ase las carnes en una parrilla para que la grasa del alimento se escurra.
- Elimine la grasa que se escurre de las carnes cuando se cocina en cacerolas.
- Agregue a la carne caldo o vino en lugar de la grasa o jugo de la cacerola.
- Marine las carnes y verduras en jugo de limón, jugo de lima, jerez, vino, vinagre, caldo bajo en grasa o sin grasa, o jugo de verduras en lugar de aceite. Marine con hierbas y especias, que agregan sabor y poca o nada de grasa o calorías.
- Use el horno de microondas para las cebollas, ajo, pimientos y otras verduras en un poco de agua en lugar de saltearlos en aceite.
- Escurra la grasa de las sopas, carne, caldos, salsas de carne y otras salsas. Enfriando el alimento en el refrigerador hasta que la grasa flote y se endurezca hace más fácil quitarla.

Moderado en Proteínas

Las proteínas se encuentran tanto en alimentos derivados de animales como de plantas. Por su salud, es mejor obtener las proteínas de los alimentos bajos en grasa, calorías y colesterol.

Buenas selecciones de proteínas son las legumbres (frijoles, arvejas y lentejas) granos enteros y vegetales. Todos son bajos en grasa y calorías y no tienen colesterol. Las nueces y semillas son también una buena selección para proteínas, porque la mayoría de la grasa que contienen es insaturada.

La carne, el pollo, el huevo, la leche y el queso son altos en proteínas, pero también son altos en grasa saturada y colesterol. Si usted los consume, prefiera cortes magros y versiones bajas en grasa. Una selección mejor para proteínas es el pescado y los mariscos. La mayoría de pescados y mariscos son más bajos en grasa saturada y colesterol que la carne.

Altos en Almidones y Fibra

Los almidones son uno de los dos tipos mayores de carbohidratos. El otro tipo es el azúcar (se discute más adelante). Los carbohidratos son los principales nutrientes de los alimentos que hacen que su azúcar en la sangre aumente. Los almidones incluyen pan, cereales, pasta, arroz, papas, maíz, granos enteros, frijoles y arvejas. La mayoría de almidones tienen muy poca grasa o colesterol. Es mejor evitar los almidones que tienden a ser altos en grasa, como bizcochos, cuernos, muffins y pan de maíz.

La fibra, la parte de las plantas que su cuerpo no puede digerir, es parte del total de carbohidratos de un alimento. La fibra se encuentra en las frutas, verduras, granos enteros y legumbres (frijoles, arvejas y lentejas). Todos son bajos en grasa y calorías y no tienen colesterol.

Moderado en Sodio

Muchos alimentos contienen sal en forma de sodio. Algunas veces puede usted sentirla (como en los pepinillos en vinagre o el tocino). Pero también hay sal en muchos alimentos, como quesos, aderezos de ensalada, carnes frías, sopas enlatadas y comidas rápidas. La American Diabetes Association (ADA) recomienda limitar el sodio a no más de 2.400 a 3.000 mg al día. Cualquier alimento con 400 mg o más de sodio por ración se considera alto en sodio.

Moderado en Azúcares

Los azúcares son uno de los dos tipos principales de carbohidratos. (El otro tipo mayor son los almidones, discutidos antes.) Los carbohidratos son los principales nutrientes del alimento que hacen que aumente su glucosa en la sangre. La investigación ha mostrado que los azúcares no aumentan su nivel de azúcar en la sangre más que los almidones y otros carbohidratos. Debido a estos hallazgos, una cantidad moderada de azúcares puede ser parte de su plan de alimentación saludable.

Algunos azúcares se encuentran en forma natural en frutas, hortalizas y productos lácteos (como la lactosa de la leche y yogur). Los alimentos con azúcares naturales son generalmente buenas fuentes de vitaminas, minerales, fibra y proteínas. Pueden agregarse azúcares a los alimentos durante el procesamiento. Muchos alimentos nutritivos, como los cereales para el desayuno, el pan y los aderezos para la ensalada bajos en grasa, contienen azúcares agregados. Otros alimentos con azúcar agregada, como el chocolate, los alimentos cocinados al horno y el helado, tienen muchas calorías y grasa, y pocos nutrientes.

La fructosa, un azúcar que se encuentra en las frutas y hortalizas, puede producir una elevación menor del nivel de azúcar en la sangre que otros azúcares. Pero grandes cantidades de fructosa pueden aumentar sus niveles de colesterol. Debido a estos hallazgos, no hay razón para usar fructosa en lugar de otros azúcares.

Tampoco hay ventaja en usar jugo de fruta o jugo concentrado de fruta en lugar de otros azúcares. Proporcionan el mismo número de calorías y aumentan la glucosa en la sangre casi igual que otros azúcares.

Moderado en Sustitutos de Azúcar

Los sustitutos de azúcar tienen muy pocas calorías y no afectan el nivel de azúcar en la sangre. A diferencia de los azúcares,

Hechos de Nutrición

Tamaño de la ración: 1 taza (228 g)
Raciones por paquete: 2

Cantidad por ración

Calorías 260   Calorías de la grasa 120

	Valor diario* %
Grasa total 13 g	**20**
Grasa saturada 5 g	**25**
Colesterol 30 mg	**10**
Sodio 660 mg	**28**
Carbohidratos totales 31 g	**10**
Fibra en la dieta 0 g	**0**
Azúcares 5 g	
Proteínas 5 g	

Vitamina A 4 %	•	Vitamina C 2 %
Calcio 15 %	•	Hierro 4 %

*El Porcentaje de los Valores Diarios se basa en una dieta de 2.000 calorías. Sus Valores Diarios pueden ser mayores o menores dependiendo de las calorías que usted necesita:

		Calorías:	2.000	2.500
Grasa total	Menos de		65 g	80 g
Grasa saturada	Menos de		20 g	25 g
Colesterol	Menos de		300 mg	300 mg
Sodio	Menos de		2.400 mg	2.400 mg
Carbohidratos totales			300 g	375 g
Fibra en la dieta			25 g	30 g

Calorías por gramo:
Grasas 9 • Carbohidratos 4 • Proteínas 4

De la U.S. Food and Drug Administration.

pueden agregarse a su plan de alimentación saludable en lugar de otros carbohidratos. La ADA aprueba el uso de tres sustitutos de azúcar en cantidades moderadas. Estos son aspartame (Nutrasweet, Equal), sacarina (Sweet'n Low, Sugar Twin o Sweet 10) y acesulfame potásico (Sweet One or Sunette).

Leer las Etiquetas de los Alimentos

Para seguir su plan de alimentación saludable, necesita conocer los nutrientes que se encuentran en los alimentos que usted compra. Esto se ha hecho más fácil porque la mayoría de alimentos empacados tienen ahora etiquetas de nutrición. La etiqueta de Hechos de Nutrición puede decirle todo lo que necesita saber (ver figura).

Los Hechos de Nutrición enumeran las calorías, las calorías de grasa, grasa total, grasa saturada, colesterol, sodio, carbohidratos totales, fibras, azúcares y proteínas. Cada nutriente es seguido por un número. Este número es la cantidad de ese nutriente en gramos (g) o miligramos (mg) en una ración del alimento.

Los Hechos de Nutrición enumeran también las cantidades de vitamina A, vitamina C, calcio y hierro. Otras vitaminas y minerales pueden enumerarse también. Después del nombre de la vitamina o mineral se encuentra un número seguido por un signo de porcentaje (%). Este número es el porcentaje de la cantidad diaria de la vitamina o mineral en una ración. Los números más altos significan que el alimento tiene más de esa vitamina o mineral.

Otros números importantes en una etiqueta de alimentos son los Valores Diarios. Los Valores Diarios le dicen cuánta grasa total, grasa insaturada, colesterol, sodio, potasio, carbohidratos totales, fibra y proteínas necesita usted cada día de acuerdo al número de calorías que usted ingiere en un día. No hay Valores Diarios para los azúcares.

Todas las etiquetas de Hechos de Nutrición proporcionan Valores Diarios para una persona que ingiere 2.000 calorías al día, y algunas etiquetas también proporcionan Valores Diarios para 2.500 calorías al día. Sus propios Valores Diarios pueden ser mayores o menores que los de la etiqueta.

Los números del lado derecho de la etiqueta de Hechos de Nutrición (porcentaje de los Valores Diarios) le dicen el porcentaje del valor diario que usted obtiene en una ración del alimento.

VALORES DIARIOS PARA PLANES DE ALIMENTACIÓN DE 1.200 A 2.500 CALORÍAS

Valores Diarios	Calorías Por Dia					
	1.200	1.500	1.800	2.000	2.200	2.500
Grasa Total (g)	40	50	60	67*	73	83*
Grasa Saturada (g)	13	17	20	22*	24	28*
Colesterol (mg)	300	300	300	300	300	300
Sodio (mg)	2.400	2.400	2.400	2.400	2.400	2.400
Potasio (mg)	3.500	3.500	3.500	3.500	3.500	3.500
Carbohidratos Totales (g)	180	225	270	300	330	375
Fibra (g)	14	17	21	23*	25	29*
Proteínas (g)	30	38	45	50	55	63

*Estos Valores Diarios están redondeados hacia arriba o hacia abajo en las etiquetas de los alimentos.

Como regla general, si el número es un 20 % o mayor, es suficiente para contarlo en su plan de alimentación. Si es un 5 % o menor, no tendrá mucho efecto sobre su plan de alimentación.

El tamaño de las raciones de las etiquetas de los alimentos se aproxima a lo que la gente come, pero verifíquelo antes de consumir la caja entera. Una ración puede ser sólo la mitad de la caja, o tres piezas. Si usted come más o menos del tamaño de la ración, necesitará ajustar las cifras. El tamaño de la ración se proporciona tanto en medidas caseras (p. ej, onzas o tazas) como métricas (p. ej., gramos). La etiqueta proporciona también el número de raciones por caja o frasco.

Los paquetes de alimentos tienen también una lista de ingredientes. Los ingredientes se enumeran de acuerdo a su peso en el paquete. El ingrediente que pesa más es el primero de la lista. El último ingrediente es el que pesa menos. Es conveniente leer la lista de ingredientes porque los anuncios en los paquetes pueden ser engañosos.

Leyendo la etiqueta de Hechos de Nutrición y la lista de ingredientes en todos los alimentos empacados, ayuda a seleccionar los más saludables. Con un poco de práctica se familiarizará con las etiquetas de los alimentos. Así estará seguro de que está obteniendo los nutrientes que necesita y no sorpresas.

Selecciones Saludables en la Tienda

Probablemente descubrirá que sus selecciones más saludables de alimentos en la tienda no tienen etiqueta. Son hortalizas, frutas, legumbres y granos—los alimentos que vienen casi directamente de la tierra a usted. Aquí están algunos consejos respecto a lo que tiene que buscar cuando compra estos y otros alimentos.

Alimentos horneados. Busque alimentos horneados (pasteles, galletas, pies, y otros postres) con 3 g de grasa o menos por 100 calorías.

Panes. Busque panes que tengan en la lista granos enteros o multigranos como primer ingrediente de la etiqueta. Busque los que tienen 2 o 3 g de fibra, 1 g de grasas o menos y 80 calorías por rebanada.

Alimentos enlatados. Si está tratando de disminuir la sal, seleccione verduras enlatadas y frijoles sin sal. Enjuague los alimentos enlatados con sal (verduras, frijoles, pescado, mariscos y carnes) con agua fría durante un minuto para eliminar la sal. Seleccione salsa de tomate enlatada, pasta y puré, sin sal, así como caldo sin sal. Seleccione sopas enlatadas con 400 mg o menos de sodio y no más de 3 g de grasa por ración.

Cereales. Seleccione los cereales que tienen en la lista granos enteros como primer ingrediente de la etiqueta. Busque cereales para el desayuno que tengan:

- No más de 2 g de grasa por ración.
- No más de 6 g de azúcares por ración.
- Menos de 150 calorías por ración.
- Menos de 400 mg de sodio por ración.
- Por lo menos 4 g de fibra por ración.

Quesos. Busque quesos descremados, bajos en grasa, reducidos en grasa o libres de grasa. Seleccione los que tienen 5 a 6 g de grasa o menos por onza. Pruebe queso Alpine Lace, queso Kraft light naturals, mozzarela baja en grasa o libre de grasa, y queso de granja. El requesón sin grasa o bajo en grasa y el queso *ricotta* son también buenas elecciones.

Crema. Seleccione leche en polvo sin grasa o leche condensada descremada en lugar de crema o semidescremada. Tenga cuidado con las cremas en polvo hechas de productos que no son lácteos, con aceite de palma o coco. Son ricas en grasa saturada. Seleccione una crema líquida hecha sin lácteos con aceites insaturados.

Pescado y mariscos. Seleccione pescado fresco o congelado sin harina, sin empanizar o sin salsa. Y seleccione pescado enlatado en agua sin sal. O enjuague el pescado enlatado en aceite en agua corriente para eliminar parte del aceite vegetal y de la sal que le agregan.

Postres congelados. Busque postres congelados (yogur, helado o sorbete) con 3 g de grasa o menos y 100 a 150 calorías por ración de 1/2 taza (4 onzas). El yogur bajo en grasa, el helado bajo en grasa, libre de grasa o «dietético», y la mayoría de sorbetes pertenecen a esta categoría. Busque jugos de frutas congelados con menos de 70 calorías por barra. Evite los postres congelados que contienen crema de coco, leche de coco o aceite de coco. Son ricos en grasa saturada.

Comidas congeladas. Seleccione comidas congeladas que tengan:

- No más de 10 g de grasa por ración.
- Menos de 400 calorías por ración.
- Menos de 50 mg de colesterol por ración.
- Menos de 800 mg de sodio por ración.

Frutas y jugos de frutas. Compre fruta fresca, congelada (sin azúcar agregada), enlatada (en agua o jugo) o desecada. Si compra fruta enlatada con jarabe, enjuague con agua fría para eliminar el jarabe. En cuanto al jugo de fruta, si es 100 % (o puro) jugo, puede ser fresco o concentrado, enlatado, embotellado o congelado. Verifique la etiqueta en busca de azúcares agregados y otros ingredientes que usted no quiere.

Granos. Sin duda que ha comido arroz y puede ser inclusive moreno o silvestre. Pero hay muchos otros granos para seleccionar incluyendo amaranto, quinoa, trigo moro, trigo resquebrajado y semolina. Y no olvide la avena, salvado y germen de trigo. La mayoría de granos enteros contienen poca grasa y 100 calorías por media taza de granos cocinados.

Mermeladas y jaleas. Seleccione aderezos de frutas para untar, jaleas de frutas o aderezos bajos en azúcar. Si consume menos de dos cucharaditas al día, no cuentan en sus calorías totales.

Legumbres. Las legumbres incluyen frijoles, arvejas y lentejas. Compre frijoles y lentejas desecados, arvejas frescas o congeladas, y frijoles enlatados sin sal. Selecciones variedades libres de grasa de frijoles refritos, frijoles horneados y chili vegetariano.

Margarina. Seleccione margarina blanda, líquida, ligera o dietética con etiqueta de baja en ácidos grasos *trans*. Los ácidos grasos *trans* aumentan el colesterol de lipoproteínas de baja densidad (LDL; malo) y disminuyen el colesterol de lipoproteínas de alta densidad (HDL; bueno). Si se encuentra en la lista «aceite parcialmente hidrogenado» cerca de la parte superior de los ingredientes, la margarina es rica en ácidos grasos *trans*. Busque una margarina que tenga en la lista agua o aceite vegetal líquido como primer ingrediente. Compre una margarina que contenga no más de 1 g de grasa saturada por cucharada. La mantequilla contiene aproximadamente 8 g de grasa saturada por cucharada pero no contiene ácidos grasos *trans*.

Mayonesa. Busque mayonesa libre de grasa o reducida en grasa con 5 g de grasa o menos por cucharada.

Carnes. Seleccione cortes de carne magra en lugar de cortes con grasa, y recorte la grasa que usted vea. Las carnes de animales silvestres, como venado y conejo, tienden a ser más magras que otras carnes.

Evite carnes curadas o ahumadas, incluyendo *hot dogs, salami, bologna*, tocino y salchichas. Tienden a ser ricas en grasa. Busque carnes para almuerzo con 3 g de grasa o menos por onza.

Cinco Cortes de Carnes Más Magras			
Res	**Cordero**	**Cerdo**	**Ternera**
Round superior	Caña anterior	Filete	Pierna
Ojo de round	Caña	Chuleta de filete	Carne para asar
Jamete	Pierna	Lomo para asar	Filete
Punta de round	Filete	Chuleta de lomo	Pecho
Round inferior	Carne para asar	Chuleta	Lomo

Leche. Seleccione leche descremada, leche al 1% o mantequilla hecha con leche descremada en lugar de leche entera o al 2%.

Aceites. Seleccione aceites monoinsaturados, como aceite de oliva, aguacate, almendra, canola y cacahuete. Y prefiera aceites poliinsaturados como aceite de maíz, cártamo, sésamo, soja, y girasol. Busque aceites sin más de 1 g de grasa saturada por cucharada.

Pasta. Seleccione pasta fresca o desecada. Para tener la pasta con menos grasa, seleccione la que está elaborada sin huevo o aceite. Intente pasta de trigo entero rica en fibra, pasta baja en colesterol sin yema de huevo y pasta elaborada con verduras, como espinacas, tomate o alcachofas.

Aves de corral. Seleccione pollo sin hueso, sin piel y pechuga de pavo. Son las más magras. Eliminando la piel disminuye la grasa y el colesterol. Consuma pollo o pavo molido en lugar de carne molida de res. Cuando compre pollo o pavo molido verifique la etiqueta para que tenga menos del 7 al 8% de grasa por peso (36% o menos de calorías de grasa). El *salami, bologna, hot dogs* y tocino de pavo o pollo son todavía ricos en grasa y es mejor consumirlos ocasionalmente.

Aderezos para las ensaladas. Busque aderezos para ensaladas reducidos en calorías o libres de grasa, con menos de 20 a 30 calorías y aproximadamente 5 g de grasa o menos por 2 cucharadas. Diluya los aderezos regulares para las ensaladas con aderezos libres de grasa. O use la mitad de una ración (1 cucharada) de un aderezo regular. Utilice vinagres de sabores, jugo de limón o sal y pimienta en lugar de aderezo.

Tentempiés. Busque galletas, papas fritas, palomitas de maíz y *pretzels* elaborados con granos enteros o en su mayoría con granos enteros. Seleccione papas fritas sin sal o ligeramente saladas con 1 o 2 g de grasa por ración.

Sopas. Busque sopas enlatadas, desecadas o congeladas con menos de 500 mg de sodio por ración de 1 taza y menos de 30% de calorías derivadas de la grasa.

Crema agria. Seleccione crema agria ligera o sin grasa. Todavía mejor, yogur bajo en grasa o sin grasa o requesón en puré bajo en grasa con un poco de jugo de limón.

Hortalizas. Seleccione verduras frescas, congeladas o enlatadas. Evite las verduras en salsas cremosas, mantequilla o margarina.

Yogur. Seleccione yogur bajo en grasa o sin grasa en lugar de yogur de leche entera. Los yogurs endulzados con un sustituto de azúcar a menudo son etiquetados como «ligeros» y tienen de 50 a 100 calorías por ración. Los yogurs endulzados con azúcar tienen de 150 a 200 calorías o más por ración.

Instrumentos para el Plan de Alimentación

Ahora que tiene usted una mejor idea de cuáles selecciones de alimentos son las más saludables, el paso siguiente es conocer la forma en que el alimento que usted consume afecta a su nivel de glucosa en la sangre. Aquí es en donde los instrumentos para el plan de alimentación son muy útiles. Los tres instrumentos para el plan de alimentación para las personas con diabetes son la pirámide de alimentos, las listas de intercambios y el conteo de carbohidratos.

Pirámide de Alimentos

Durante años, la guía para una alimentación saludable había sido cuatro grupos básicos de alimentos. Pero en 1992, el U.S. Department of Agriculture (USDA) cambió los cuatro grupos de alimentos por seis grupos de alimentos, colocando los seis grupos de alimentos dentro de las secciones de una pirámide. La llamaron pirámide guía de alimentos.

En 1995, la American Dietetic Association y la ADA adaptaron la pirámide guía de alimentos del USDA en una pirámide para las

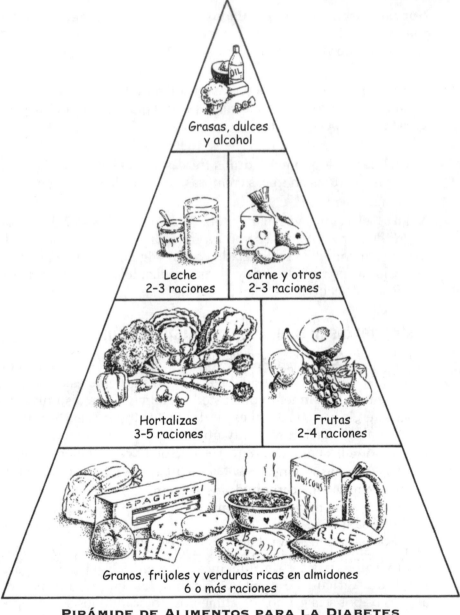

PIRÁMIDE DE ALIMENTOS PARA LA DIABETES

personas con diabetes. Se llama la pirámide de alimentos para la diabetes (ver la siguiente página).

Su dietista puede enseñarlo a dividir el número recomendado de raciones de la pirámide en los alimentos y bocadillos que consume en un día. Cuando usa la pirámide, mantenga estas tres cosas en la mente:

Variedad. Consuma una variedad de alimentos de los diferentes grupos para obtener todos los nutrientes que necesita. Por ejemplo, consuma más de un tipo de hortalizas.

Equilibrio. Consuma mayores cantidades y más raciones de los grupos de alimentos que ocupan más espacio en la pirámide. Los tres grupos de alimentos que ocupan más espacio son: 1) granos, frijoles y hortalizas ricas en almidón; 2) verduras, y 3) frutas.

Consuma menores cantidades y menores raciones de los grupos de alimentos que ocupan menos espacio en la pirámide. Los tres grupos de alimentos que ocupan menos espacio son: 1) leche; 2) carne y otros, y 3) grasas, dulces y alcohol.

Moderación. Consuma la cantidad adecuada de alimento. La cantidad que debe consumir depende de sus objetivos de salud, necesidades de calorías y nutrición, nivel de actividad, insulina y píldoras para la diabetes. Su dietista puede ayudarlo a calcular la cantidad que debe consumir.

Para mayor información respecto a la forma de utilizar la pirámide de alimentos para la diabetes como un instrumento para el plan de alimentación, ver *Diabetes Meal Planning Made Easy: How to Put the Food Pyramid to Work for You*, 2.ª ed Hope Warshaw, MMSc, RD, CDE.

Listas de Intercambios

Las listas de intercambios son listas de alimentos distribuidos en grupos semejantes. Una ración de cualquiera de los alimentos de la lista tiene aproximadamente la misma cantidad de carbohidratos, proteínas, grasas y calorías. Cualquier alimento de la lista puede «intercambiarse» por otro alimento de la misma lista.

Su dietista puede ayudarlo a diseñar un plan utilizando las listas de intercambios. El plan de alimentación le dirá el número de intercambios de alimentos que debe consumir en cada comida y colación. Usted selecciona entonces los alimentos que agrega a estos intercambios.

Al seleccionar alimentos, debe estar consciente de que el tamaño de la ración en la etiqueta de un alimento puede no ser el mismo que el tamaño de la ración de un intercambio. Por ejemplo, la etiqueta puede decir que el tamaño de la ración de un jugo de fruta es una taza, pero la lista de intercambios dice que el tamaño de la ración del jugo de fruta es 1/2 taza. Si usted toma una taza de jugo de fruta, necesita contar dos intercambios de fruta en vez de uno.

Con las listas de intercambios, si usted sigue su plan, consume una dieta balanceada. En *Exchange Lists for Meal Planning*, publicado por la ADA y la American Dietetic Association, hay 15 listas de intercambios.

CARBOHIDRATOS
1. Lista de almidones
2. Lista de frutas
3. Lista de leche
4. Lista de otros carbohidratos
5. Lista de hortalizas

CARNE Y SUSTITUTOS DE LA CARNE
6. Lista de carnes muy magras
7. Lista de carnes magras
8. Lista de carnes moderadas
9. Lista de carnes ricas en grasa

GRASAS
10. Lista de grasas mono-insaturadas
11. Lista de grasas poli-insaturadas
12. Lista de grasas saturadas

OTRAS LISTAS
13. Lista de alimentos libres
14. Lista de combinaciones de alimentos
15. Lista de comidas rápidas en grasa

Cuenta de Carbohidratos

Cuando usted consume una comida o colación saludable, generalmente es una mezcla de carbohidratos, proteínas y grasas. Sin embargo, su cuerpo convierte los carbohidratos en glucosa más rápidamente que las proteínas y la grasa en glucosa. Son los carbohidratos los que hacen que el nivel de glucosa se eleve. Si usted sabe cuántos carbohidratos ha consumido, tiene cierta idea de cuánto va a aumentar la glucosa en su sangre.

En la cuenta de carbohidratos, usted cuenta los alimentos que están compuestos principalmente por carbohidratos. Éstos incluyen almidones (panes, cereales, pasta), frutas y jugos de frutas, leche, yogur, helado y azúcares (miel, jarabe). Usted no cuenta las hortalizas, carnes o grasas. Estos alimentos tienen muy pocos carbohidratos.

Puede encontrar cuántos carbohidratos tiene un alimento buscando en *Exchange Lists; Carbohydrate Counting Level 1: Getting Started*; Hechos de Nutrición en las etiquetas de los alimentos; y preguntando a su dietista.

Sabiendo cuántos carbohidratos tiene un alimento puede ayudarlo a controlar mejor su nivel de glucosa en la sangre. Pida a su dietista o al que le proporciona los cuidados de la diabetes que lo ayuden a conocer este instrumento.

EJERCICIO

El ejercicio es tan importante como el alimento en el tratamiento de la diabetes tipo 2. El ejercicio es bueno para las personas que tienen diabetes porque disminuye los niveles de glucosa en la sangre y mejora la forma en que funciona la insulina en el cuerpo.

Tipos de Ejercicio

Hay tres tipos básicos de ejercicio: aeróbico, de fuerza y de flexibilidad. Los tres tipos de ejercicio funcionan juntos para que usted sea más sano.

Los ejercicios aeróbicos son los que utilizan su corazón, pulmones, brazos y piernas. Los ejercicios aeróbicos hacen que la insulina funcione mejor y más rápido, disminuyen la grasa del cuerpo y lo ayudan a bajar de peso.

Los ejercicios de fuerza son los que hacen trabajar sus músculos contra una resistencia. Los ejercicios de fuerza hacen que sus músculos sean más fuertes y sus huesos más robustos. Los músculos y huesos fuertes tienen menos probabilidad de lesionarse.

La flexibilidad es cuánto puede estirar sus músculos alrededor de sus articulaciones sin rigidez, resistencia o dolor. Los músculos y articulaciones flexibles tienen menos probabilidad de lesionarse cuando los usa.

Ejemplos de Ejercicios

EJERCICIOS AERÓBICOS

- Clases o vídeos de ejercicios aeróbicos
- Montar en bicicleta
- Bailar
- Trotar
- Saltar la cuerda
- Remar
- Correr
- Patinar (patines, hielo, en línea)
- Esquiar (en descenso, a campo traviesa)
- Subir escaleras
- Nadar
- Caminar
- Ejercicio acuático

EJERCICIOS DE FUERZA

- Aparatos con pesas
- Pesas libres
- Calistenia
- Entrenamiento de circuito

EJERCICIOS DE FLEXIBILIDAD

- Estiramiento
- Ballet
- Gimnasia
- Artes marciales
- Danza moderna
- Yoga

Antes de Empezar

Antes de empezar cualquier ejercicio o programa nuevo de ejercicios, discuta sus planes con su equipo de atención de la salud. El que le proporciona los cuidados de la diabetes puede querer practicar algunas pruebas para ver cómo está su corazón, vasos sanguíneos, ojos, pies y nervios. Puede determinar también la presión arterial, las grasas de la sangre, los niveles de hemoglobina glicosilada y la grasa corporal.

Usted y el que le proporciona los cuidados de la diabetes pueden querer trabajar con un fisiólogo del ejercicio o un fisioterapeuta para adaptar un programa de ejercicio a sus necesidades.

Ejercicio Seguro

Algunos ejercicios pueden agravar problemas del corazón, los ojos, los pies o los nervios. Pregunte a su equipo de atención de la salud qué tipos de ejercicios son seguros para usted. De ellos, seleccione los que hacen trabajar a todos sus grupos musculares (piernas y caderas, pecho, espalda, hombros, brazos y abdomen).

Una vez que ha seleccionado sus ejercicios, aprenda la forma correcta de hacerlos. Si los hace en forma incorrecta, podría lesionarse. Si los ejercicios que ha seleccionado requieren el uso de equipo nuevo para usted, aprenda a usarlo y ajustarlo. Aprenda cómo usar cualquier equipo de seguridad que sea parte del ejercicio, como anteojos de seguridad para el juego con raqueta y un casco cuando monta en bicicleta.

Cada vez que practique ejercicio, incluya 5 a 10 minutos de calentamiento antes del ejercicio, y 5 a 10 minutos de enfriamiento después del ejercicio. El calentamiento aumenta lentamente la frecuencia de su corazón, calienta los músculos y ayuda a prevenir lesiones. El enfriamiento disminuye la frecuencia de su corazón y de su respiración. Como calentamiento y enfriamiento podría caminar lentamente o montar en bicicleta a velocidad lenta y luego hacer ejercicios de estiramiento ligeros.

Cuánto Tiempo y Con Qué Frecuencia Debe Practicar el Ejercicio

Si está empezando a practicar ejercicio después de un largo tiempo de poca o ninguna actividad, vaya lentamente. Hacer demasiado o hacer más de lo que es capaz puede llevar a lesiones que le pueden impedir que practique ejercicio.

Empiece con cinco minutos de ejercicio aeróbico al día una o dos semanas. Agregue cinco minutos más, luego otros cinco. Gradualmente aumente de 20 a 60 minutos de ejercicio aeróbico continuo de tres a cinco veces por semana.

Puede distribuir el ejercicio a través del día. Por ejemplo, podría caminar rápidamente o subir escaleras durante 10 minutos dos o tres veces al día o 15 minutos dos veces al día. Lo importante es saber que ejercitar menos de 15 minutos al día muy probablemente no mejorará su salud.

Empiece sólo con un conjunto de cada ejercicio de fuerza. (Un conjunto es el número de veces que repite un ejercicio antes de descansar.) Al tener más fuerza, podrá hacer más conjuntos. Trate de aumentar poco a poco hasta dos o tres conjuntos de cada ejercicio. Una vez que hace fácilmente dos o tres conjuntos, está listo para hacer ejercicio más intenso agregando más peso. Practique ejercicios de fuerza durante 20 a 30 minutos dos o tres veces por semana. Deje que sus músculos descansen por lo menos un día entre los días en que practica los ejercicios con la misma fuerza.

Cuál Debe ser la Intensidad del Ejercicio

El que proporciona la atención de la salud puede decirle cuál debe ser la intensidad del ejercicio ayudándolo a calcular el rango de frecuencia cardíaca que puede alcanzar. La fórmula siguiente se utiliza para calcular la frecuencia cardíaca deseable:

220 – su edad = la frecuencia cardíaca máxima en latidos por minuto.
× 0,60 = la frecuencia cardíaca mínima en latidos por minuto.
× 0,80 = la frecuencia cardíaca máxima en latidos por minuto.

Usando esta fórmula, si usted tiene 55 años:

220 – 55 = 165 latidos por minuto.
165 × 0,60 = 99 latidos por minuto.
165 × 0,80 = 132 latidos por minuto.

Esto significa que su nivel de frecuencia cardíaca deseable durante el ejercicio se encuentra entre 99 y 132 latidos por minuto.

Decida de acuerdo con el que le proporciona la atención de la salud si debe ejercitar al 60, 70 u 80% de su frecuencia cardíaca máxima. Practique la determinación de su frecuencia cardíaca con su equipo de atención de la salud. Luego en casa antes de hacerlo durante el ejercicio. Aquí está una forma:

- Identifique su pulso en la muñeca o en la parte anterior del cuello inmediatamente por debajo de su mandíbula. (Precaución: No tome el pulso en ambos lados de su cuello al mismo tiempo. Puede interrumpir el flujo de sangre al cerebro lo suficiente para causar pérdida de conocimiento y posiblemente un accidente cerebrovascular.)
- Viendo el segundero de un reloj, cuente el número de latidos en seis segundos, empezando en cero.
- Multiplique esto por 10 para obtener el número de latidos por minuto.

Actividades para el Que No Practica Ejercicio

Si usted no practica ejercicio trate por lo menos de ser más activo. Póngase de pie y muévase. Cuando está de pie y se mueve alrededor, utiliza dos a tres veces más energía que cuando está sentado. Aquí están algunas formas de moverse:

- Levántese para cambiar los canales de televisión en lugar de usar el control remoto.
- Planche mientras está viendo la TV.
- Camine en su casa durante los comerciales de la TV.
- Lave los platos, llene la lavadora de platos, o la lavadora de ropa o la secadora durante los comerciales.
- Barra la entrada de su casa.
- Use un rastrillo en lugar de una aspiradora de hojas.
- Use una pala en lugar de un aparato eléctrico para quitar la nieve.
- Use una podadora manual para el césped en lugar de una podadora eléctrica.
- Plante y mantenga un jardín con hierbas o vegetales.
- Lleve a su mascota a caminar.
- Juegue activamente con los niños.
- Ofrézcase voluntariamente para trabajar en la escuela o en el hospital.
- Camine hasta el tren subterráneo o la parada del autobús.
- Suba por las escaleras en lugar del elevador.
- Manténgase de pie o camine mientras habla por teléfono.
- Camine durante el almuerzo, durante su período de descanso, mientras se calienta el horno, o mientras espera su receta.
- Haga encargos que requieren caminar, como ir de compras.
- Estacione su automóvil más lejos de su destino.
- Camine con alguien con quien quiere hablar.

Por ejemplo, 8 latidos $\times$ 10 = 80 latidos por minuto. Puede comparar esto con su rango de frecuencia durante el ejercicio para saber si está en el rango deseable.

Si sus nervios están dañados o toma ciertas medicinas para la presión arterial, su corazón puede latir más lentamente. Verifí-

SIGNOS

¿Está Usted Haciendo Ejercicio Demasiado Intenso?

▪ Si no puede hablar mientras practica ejercicio.

▪ Si su frecuencia cardíaca es mayor de la frecuencia cardíaca que usted está tratando de mantener.

▪ Si considera usted el nivel de ejercicio como intenso o muy intenso.

quelo con el que le proporciona los cuidados para la diabetes. Si su corazón late más lentamente su frecuencia cardíaca no es una buena guía para la intensidad del ejercicio. En su lugar, practique ejercicio a un nivel que usted sienta que es moderado. Debe poder hablar mientras practica ejercicio. Y no debe sentir que está haciendo un ejercicio muy intenso.

Cuándo Determinar Su Glucosa en la Sangre

El ejercicio generalmente hace que su nivel de glucosa en la sangre disminuya. Pero si su nivel de glucosa en la sangre está elevado antes de empezar, el ejercicio puede hacer que aumente más todavía. Puede también aumentar más si practica ejercicio intenso en un período corto de tiempo.

Si se aplica insulina o toma píldoras para la diabetes, el ejercicio puede hacer que su nivel de glucosa en la sangre sea demasiado bajo. La mejor forma de saber cómo afecta el ejercicio a su glucosa en la sangre es determinarla antes y después del ejercicio.

Determine Su Glucosa en la Sangre Dos Veces Antes del Ejercicio

Determínelo 30 minutos antes del ejercicio y de nuevo inmediatamente antes de empezar. Esto le dice si su nivel de glucosa en la sangre está aumentando, se encuentra estable o está disminuyendo. Si está aumentando, espere hasta que se estabilice. Si está disminuyendo, puede necesitar una colación extra para nivelarlo. Cuando se encuentre estable, empiece su ejercicio.

Esté Preparado para Determinar Su Glucosa en la Sangre Durante el Ejercicio

Hay veces que durante el ejercicio quiere usted detenerse y verificar su glucosa en la sangre:

- Cuando está intentando un ejercicio por primera vez y quiere ver cómo afecta su glucosa en la sangre.
- Cuando siente que su glucosa en la sangre podría estar disminuyendo demasiado.
- Cuando practica ejercicio más de una hora (haga determinaciones cada 30 minutos).

Determine Su Glucosa en la Sangre Después del Ejercicio

Cuando practica ejercicio, su cuerpo utiliza glucosa que está almacenada en sus músculos y en el hígado. Después del ejercicio su cuerpo restablece la glucosa a sus músculos y al hígado, retirándola de la sangre. Esto puede continuar durante 10 a 24 horas. Durante este tiempo los niveles de glucosa en la sangre pueden disminuir demasiado. Vigile este efecto durante la noche o al día siguiente.

Cuándo Tomar Colaciones

Dependiendo de la intensidad y duración del ejercicio, puede necesitar colaciones extra. Una colación puede ser una fruta, medio vaso de leche o jugo, la mitad de una rebanada de pan tostado, o un rollo pequeño. Hable con su dietista respecto a cuáles colaciones son buenas para usted y cuándo es mejor tomarlas. Si se aplica insulina o toma píldoras para la diabetes, puede necesitar una colación antes, durante o después del ejercicio.

Si su nivel de glucosa en la sangre es menor de 100 mg/dl antes del ejercicio, puede necesitar una colación antes de empezar. Si su nivel de glucosa en sangre se encuentra entre 100 y 250 mg/dl antes del ejercicio y va a practicar ejercicio durante más de una hora, necesita colaciones cada 30 minutos a una hora. Si su nivel de glucosa se encuentra entre 100 y 250 mg/dl antes del ejercicio y va a practicar ejercicio menos de una hora, probablemente no necesite la colación. Si se aplica insulina, puede ajustarla en lugar de tomar una colación el día que practica ejercicio. Hable con el que le proporciona los cuidados para la diabetes respecto a esto.

Cuándo y Qué Beber

El ejercicio le hace sudar. Sudar significa que pierde líquido. Para reemplazar el líquido perdido, asegúrese de que toma líquidos antes y después del ejercicio, o si el ejercicio es intenso, durante el ejercicio.

El agua es generalmente la mejor elección. Pero si practica ejercicio durante largo tiempo, puede querer una bebida que contenga carbohidratos. Seleccione bebidas que no tengan más del 10% de carbohidratos, como las bebidas para los deportistas o jugos de fruta diluidos (medio vaso de jugo de fruta más medio vaso de agua).

Cuándo Practicar Ejercicio

Un buen tiempo para practicar ejercicio es de una a tres horas después de terminar un alimento o colación. El alimento ayudará a evitar que su nivel de glucosa disminuya demasiado.

Cuándo No Practicar Ejercicio

No practique ejercicio cuando

- Su nivel de glucosa en la sangre es mayor de 300 mg/dl.
- Su insulina o píldoras para la diabetes se encuentran en su acción máxima.
- Tiene hormigueo, adormecimiento o dolor en los pies o piernas.
- Está deshidratado.
- Tiene falta de aire.
- Está enfermo.
- Tiene una lesión severa.
- Se siente mareado.
- Siente náuseas.
- Tiene dolor/opresión en el pecho, cuello, hombros o mandíbula.
- Tiene visión borrosa o puntos ciegos.

Cómo Adherirse a la Práctica del Ejercicio

Conveniencia. Seleccione un ejercicio que pueda hacer con un mínimo de tiempo de transportación y preparación. Encuentre algo que se adapte fácilmente a su rutina diaria. Algunas personas encuentran conveniente caminar en la hora del almuerzo. Para otras, la bicicleta estacionaria en casa o una clase de ejercicio cerca de casa funcionan mejor.

Costo. Seleccione una actividad que requiera un mínimo de equipo o ropa especial o estipendios. Considere equipo de ejercicio de segunda mano. Verifique si hay clases de ejercicio en centros comunitarios de recreo, iglesias y escuelas, en donde el precio generalmente es razonable.

Clases. Muchas comunidades ofrecen diversas clases de ejercicio. Sin embargo, tenga cuidado. No todas las clases de ejercicio son igualmente buenas. Vaya y observe o intente una clase por lo menos antes de comprometerse. Busque instructores certificados con entrenamiento en RCP (reanimación cardiopulmonar). Podría usted preguntar también si el instructor tiene experiencia en enseñar a personas con diabetes. Asegúrese de que las clases incluyen calentamiento, monitorización de la frecuencia cardíaca y un período de enfriamiento que incluye estiramiento.

Objetivos. Establezca objetivos reales y medibles. Trabaje con su equipo de atención de la salud en esto. Divida los objetivos para que pueda ver sus logros. Por ejemplo, si está empezando un programa de caminata, un objetivo de corto plazo podría ser salir a caminar tres veces por semana durante un mes.

Recompensas. Cuando usted logra un objetivo, concédase una recompensa, como un CD, un libro nuevo o un artículo de vestir.

Disfrute. Busque actividades que disfrute. Si es usted del tipo social, las probabilidades están en favor de que disfrute una clase de ejercicio. Si sólo valora el tiempo, tal vez la natación es para usted.

Apoyo. Busque alguien que practique ejercicio con usted; pida a un amigo o pariente que tome una clase con usted. Hacer el compromiso de reunirse con alguien para ejercitar puede ayudarlo a salir de casa.

Aprendizaje. Lea respecto a las actividades que disfruta. Los artículos, libros o historias personales de otros que disfrutan la misma actividad pueden ser inspiradores.

Novedad. Si está aburrido con la misma rutina de ejercicio, intente algo nuevo.

REDUCCIÓN DE PESO

Una de las cosas más importantes que puede usted hacer por su salud es bajar de peso, si lo necesita. Algunas veces la reducción de sólo 10 libras mejora el control de su glucosa. El que proporciona los cuidados de la diabetes o el dietista puede ayudarlo a decidir la reducción de peso conveniente para usted, y lo puede ayudar a elaborar un plan de reducción de peso.

La única forma de bajar de peso es comer menos y practicar más ejercicio. Y la única forma de mantener la reducción de peso es mantener estos dos nuevos hábitos el resto de su vida. Una reducción constante de una libra por semana es la forma más segura de alcanzar su objetivo de reducción de peso.

Formas para Comer Menos

«Comer menos» significa de hecho «comer menos calorías». Puede usted requerir consumir porciones más pequeñas. O puede comer la misma cantidad de alimento si consume alimentos más bajos en calorías. La grasa tiene más del doble de calorías que los carbohidratos o proteínas. Por lo tanto, si usted consume menos grasa y más carbohidratos y proteínas, recibirá menos calorías. Para mayor información sobre esta forma de comer, vea Alimentación saludable en la página 30.

Consejos de Alimentos

- Sirva los platos en la cocina y deje allí la comida que sobre en lugar de ponerla sobre la mesa. De esta forma, no resultará tan fácil repetir.

- Coma despacio y deténgase cuando empiece a sentirse satisfecho. En esta forma no quedará demasiado lleno.
- No vea TV, no lea ni escuche la radio mientras come. Estas actividades pueden distraer su atención de la cantidad de alimentos que consume o si está satisfecho.
- Pida a otro familiar que se lleve lo que queda de los alimentos. En esa forma no estará tentado de comer lo que quedó de alimento.
- Cepille sus dientes inmediatamente después de comer. Esto quita el sabor del alimento de su boca y puede quitar de su cabeza el pensamiento de la comida.
- No vaya a la tienda cuando tiene hambre. Puede comprar demasiado. O puede comprar cosas que no están en su plan de alimentación.
- Haga una lista antes de ir de compras. Compre únicamente lo que está en la lista.
- Guarde el alimento fuera de la vista.
- Coma algo antes de ir a una función social. En esta forma, tendrá menos probabilidad de comer en exceso alimentos grasos.
- No omita una comida. Puede comer en exceso en la siguiente.
- No se prohíba ciertos alimentos. Sólo los deseará más. Intente disminuir el tamaño de las porciones o el número de veces que consume ese alimento en una semana. Recuerde, es el primer bocado el que sabe mejor. Saboréelo.

Formas de Practicar Más Ejercicio

El ejercicio reduce el peso ayudándolo a quemar calorías. Si usted practica ejercicio regularmente, sus músculos continuarán quemando calorías inclusive cuando está en reposo. Los diferentes ejercicios queman diferentes cantidades de calorías. Algunos ejercicios buenos para bajar de peso son esquiar a campo traviesa, caminar, nadar, montar en bicicleta y los ejercicios aeróbicos de bajo impacto.

Es mejor practicar ejercicio a un ritmo moderado para que pueda mantenerlo un largo tiempo. Si usted practica ejercicio vigoroso, se cansará antes de quemar suficientes calorías. Mientras más tiempo practique ejercicio, más calorías quema. Empiece caminando cinco minutos diarios. Agregue cinco minutos al empezar la semana. Aumente hasta que camine 45 o 60 minutos. Trate de hacerlo cuatro veces por semana o más.

Para quemar más calorías, agregue actividades físicas durante el día. Camine en lugar de conducir. Suba las escaleras en lugar del elevador. Juegue con los niños. Trabaje en su jardín. Salga a jugar boliche o a bailar en lugar de ver la televisión.

Consejos de Motivación

- No se preocupe por su peso. Usted reemplazará el tejido graso con músculo. El músculo pesa más que la grasa.
- Verifique sus medidas con una cinta métrica. Podrá ver que cada vez es más delgado.
- Para más consejos de motivación, vea Cómo adherirse a la práctica del ejercicio en la página 48.

Cómo Mantener la Reducción de Peso

Cuando llega usted a su objetivo de reducción de peso, enfrenta otro reto. Mantener la reducción de peso es todavía más difícil que bajar de peso. La mayoría de la gente vuelve a recuperar el peso perdido. Mucha gente aumenta inclusive más. Esto sucede porque la gente regresa a sus viejos hábitos de comida y ejercicio después de bajar de peso. Para mantener su peso saludable, mantenga sus nuevos hábitos.

Clínicas de Reducción de Peso

Si está usted considerando una clínica de reducción de peso, consulte al que le proporciona los cuidados de la diabetes antes de empezar. Asegúrese de que el programa tiene en el personal a un médico o enfermera, un psicólogo y un fisiólogo del ejercicio. Busque programas que se especializan en ayudar a la gente que tiene diabetes. Seleccione un programa que:

- Le enseñe nutrición y selección de alimentos saludables.
- Incluya visitas regulares de seguimiento para evaluación.
- Aumente su actividad física.
- Lo ayude a aprender formas de reemplazar los hábitos viejos con nuevos y más saludables.

Medicinas para Bajar de Peso

Las medicinas para bajar de peso actúan cambiando los niveles de sustancias química del sistema nervioso, como catecolamina y serotonina de su cuerpo. Estas sustancias químicas controlan su apetito. Sin embargo, los cambios en la química de su cuerpo no son permanentes. Una vez que deja de tomar las medicinas para bajar de peso, su apetito regresa. Cuando el apetito regresa, las libras probablemente, también.

Todavía se está estudiando si el uso de medicinas a largo plazo para bajar de peso es seguro y eficaz. Las medicinas tienen efectos secundarios y pueden afectar los niveles de glucosa en la sangre (ver Capítulo 4). Es mejor usar las medicinas para bajar de peso en conjunto con un programa de ejercicio y un plan de alimentación para bajar de peso. Algunos nombres comerciales de medicinas para bajar de peso incluyen Acutrim, Dexatrim, Pondimin y Redux.

CUIDADOS DENTALES

Tener diabetes lo pone en riesgo de enfermedad de las encías y otras infecciones de la boca, Las infecciones pueden hacer que aumente su nivel de glucosa en la sangre. Un nivel elevado de glucosa puede agravar las infecciones. Puede usted protegerse conociendo los signos de enfermedad de las encías y otras infecciones de la boca así como el cuidado de sus dientes.

Enfermedad de las Encías

La enfermedad de las encías empieza cuando una capa adherente de bacterias, llamada placa, se forma en sus dientes y en la línea de las encías. Necesita cepillar y pasar un hilo entre su dientes para remover la placa, o se endurece y forma sarro. La placa y el sarro pueden hacer que sus encías estén rojas, adoloridas e inflamadas y que sangren cuando cepilla sus dientes o pasa un hilo entre ellos. Esto se llama *gingivitis.* Si usted ignora la gingivitis, la enfermedad de las encías puede agravarse.

Sus encías pueden empezar a retirarse de los dientes. Pueden formarse bolsas entre sus dientes y encías y llenarse de bacterias y de pus. Esto se llama *periodontitis*. La periodontitis puede destruir su mandíbula. Sus dientes pueden empezar a moverse. Puede usted notar un cambio en la forma en que se adaptan sus dientes cuando muerde o en la forma en que se adaptan las dentaduras parciales. Sus dientes pueden aflojarse, desprenderse o tienen que extraerse.

Otras Infecciones de la Boca

Las infecciones de la boca afectan áreas pequeñas en su boca más que toda la boca. Pueden ser causadas por bacterias o un hongo. Conozca los signos de advertencia de las infecciones de la boca:

- Inflamación alrededor de sus dientes o encías o en cualquier otro lugar de la boca.
- Pus alrededor de los dientes o encías o en cualquier otro lugar de la boca.
- Placas blancas o rojas en cualquier lugar de la boca.
- Dolor en la boca o seno que no desaparece.
- Puntos oscuros o agujeros en los dientes.
- Dientes que duelen cuando toma algo frío, caliente o dulce.
- Dolor al masticar.

Cómo Proteger Sus Dientes

Controle Su Glucosa

Si usted mantiene su glucosa en niveles saludables disminuirá el riesgo de enfermedad de las encías y otras infecciones de la boca.

Mantenga Limpios Sus Dientes

Cepille sus dientes con una pasta con flúor dos veces al día por lo menos. Todavía mejor, cepille sus dientes después de cada alimento. Tenga cuidado de no cepillar demasiado fuerte. Puede gastar sus encías. Un cepillo blando con cerdas redondeadas o pulidas es más suave para sus encías. Asegúrese de que reemplaza su cepillo de dientes cada tres o cuatro meses, o antes si las cerdas están gastadas.

Una técnica de cepillado recomendada por la American Dental Association incluye estos pasos:

1. Coloque el cepillo en un ángulo de 45 grados donde se unen los dientes y las encías.
2. Mueva suavemente el cepillo hacia atrás y adelante con movimientos cortos sobre la superficie exterior de los dientes.
3. Cepille la superficie interna de los dientes. Use la punta del cepillo para el frente interno de la superficie de los dientes.
4. Cepille las superficies para masticar.
5. Cepille la superficie superior de la lengua.

Pase un hilo dental entre sus dientes por lo menos una vez al día. Si no le gusta usar hilo dental, intente palillos interdentales. Aquí están algunos consejos de la American Dental Association para el uso del hilo dental:

1. Corte unas 18 pulgadas de hilo dental, y enrédelo alrededor de uno de sus dedos medios.
2. Enrede el resto del hilo dental alrededor del mismo dedo de la otra mano. Este dedo tomará el hilo dental como se utiliza.
3. Mantenga el hilo dental fuertemente entre su pulgar e índice, dejando aproximadamente una pulgada de hilo entre ellos. Use un «movimiento de sierra» suave para guiar el hilo entre sus dientes.
4. Cuando el hilo llega a la línea de la encía, haga una curva en forma de C contra uno de sus dientes. Deslícelo suavemente en el espacio entre la encía y el diente hasta sentir resistencia.
5. Mantenga el hilo dental contra el diente. Suavemente raspe el lado del diente, alejando el hilo de la encía.

Pasando el hilo dental o utilizando palillos limpia la placa y los restos de alimentos entre los dientes. El cepillado remueve la placa y los restos de alimentos de la superficie de sus dientes. Pida a su dentista o higienista dental que verifique su técnica de cepillado y uso del hilo dental.

Vea a Su Dentista

Haga que su dentista o higienista dental limpien sus dientes cada seis meses. Esta limpieza puede eliminar la placa y el sarro. Asegúrese de que su dentista toma rayos X completos de la boca cada dos años para verificar cualquier pérdida de hueso. En algunas gentes la pérdida de hueso es el único signo de periodontitis.

Además de ver a su dentista para exámenes regulares, consúltelo si tiene cualquiera de los signos de enfermedad de las encías u otras infecciones de la boca.

CUIDADOS DE LA PIEL

La gente con diabetes tiene mayor probabilidad de adquirir infecciones de la piel causadas por bacterias y hongos. La diabetes puede causar también algunos problemas especiales de la piel, incluyendo dermopatía diabética y esclerosis digital.

Infecciones Bacterianas

Tres infecciones bacterianas que la gente que tiene diabetes adquiere más fácilmente que la gente que no tiene diabetes son orzuelo, furúnculos y carbúnculos. Los tres son causados con mayor frecuencia por estafilococos. Todas se presentan como pequeñas masas rojas, dolorosas, llenas de pus.

Un orzuelo es una glándula del párpado infectada. Un furúnculo es una raíz del pelo o glándula de la piel infectadas. Un carbúnculo es un conjunto de furúnculos. Los furúnculos y carbúnculos a menudo ocurren en la parte posterior del cuello, axilas, ingle o glúteos. Si usted piensa que tiene un orzuelo, furúnculos, carbúnculos u otra infección bacteriana, consulte con el que le proporciona los cuidados de la diabetes.

Infecciones por Hongos

Cuatro infecciones por hongos que la gente con diabetes adquiere mas fácilmente que la gente sin diabetes son comezón del suspensorio, pie de atleta, tiña e infecciones vaginales. La comezón del suspensorio es un área roja con comezón que se extiende de sus genitales hacia afuera en la parte interna de su muslo. En el pie de atleta, la piel entre los dedos de los pies produce comezón y dolor, y puede fisurarse y descamarse o ampollarse.

La tiña es una placa roja en forma de anillo con descamación que puede producir comezón o ampollas. Puede presentarse en los pies, ingle, cuero cabelludo, uñas o cuerpo. Las infecciones vaginales son causadas por el hongo *Candida albicans*. Produce una secreción blanca espesa en la vagina y/o comezón, ardor o irritación. Si usted piensa que tiene una infección por hongos, llame al que le proporciona los cuidados de la diabetes.

Dermopatía Diabética

Algunas gentes con diabetes presentan un trastorno en la piel llamado *dermopatía diabética*. Hace que se formen placas rojas o cafés con descamación, generalmente en la parte anterior de sus piernas. Desaparecen espontáneamente; sin embargo, pueden aparecer nuevas placas. La dermopatía diabética es inocua y no requiere tratamiento. Si usted prefiere disfrazar su aspecto, aplique maquillaje en las piernas.

Esclerosis Digital

La gente con diabetes puede presentar también esclerosis digital. La esclerosis digital hace que la piel de sus manos, dedos de las manos o pies se vuelva más gruesa y tirante, con aspecto céreo o brillante. Puede producir también dolorimiento y rigidez en los dedos. Puede inclusive limitar el movimiento, evitando que junte las palmas de sus manos fácilmente, como al rezar. No hay tratamiento para la esclerosis digital, aunque los calmantes y las medicinas antiinflamatorias pueden aliviar las articulaciones doloridas.

Cómo Cuidar Su Piel

Mantenga su diabetes en buen control. Los niveles elevados de glucosa en la sangre hacen más fácil que se adquieran infecciones bacterianas y por hongos. Los niveles elevados de glucosa tienden también a producir una piel seca.

Mantenga limpia su piel. Tome baños tibios, no calientes. El agua caliente puede resecar la piel.

Mantenga húmedas las partes secas de su piel. Use jabones humectantes. Mantenga su casa más húmeda durante los meses fríos y secos. Tome mucha agua. Ayuda a conservar su piel húmeda también.

Mantenga otras partes de su piel secas. Las áreas en donde la piel está en contacto con piel deben mantenerse secas. Estas áreas se encuentran entre los dedos de sus pies, en las axilas y en la ingle. Utilizando talco en estas áreas puede ayudar a mantenerlas secas.

Proteja su piel del sol. El sol puede secar y quemar su piel. Cuando está fuera en el sol, use un filtro solar a prueba de agua y sudor con un SPF (factor de protección solar) de 15 por lo menos. También ayuda usar sombrero.

Trate los problemas menores de la piel. Se pueden usar productos que se obtienen sin receta para tratar problemas menores de la piel. Pero es mejor verificar con su médico antes de usar cualquier tratamiento para la piel.

Vea a un doctor de la piel. Si tiene propensión a problemas de la piel, pregunte al que le proporciona los cuidados de la diabetes respecto a agregar un doctor de la piel (dermatólogo) a su equipo de atención de la salud.

CUIDADOS DE LOS PIES

La gente con diabetes puede tener muchos tipos de problemas de los pies. Inclusive los problemas menores pueden rápidamente convertirse en problemas serios.

Ojos de Pescado y Callos

Los callos son áreas de piel gruesa causada por presión o fricción regular o prolongada. Un ojo de pescado es un callo en un dedo del pie. Los ojos de pescado y los callos pueden desarrollarse en los pies cuando su peso no se distribuye uniformemente. Hay varias cosas que puede usted hacer para prevenir que se formen callos:

Use zapatos que se adapten bien. Los zapatos que se adaptan bien son cómodos desde que los compra. Casi todos los zapatos nuevos son un poco rígidos al principio y se moldean a sus pies con el uso, pero esto es diferente a comprar un tamaño equivocado y tratar de usarlos. Asegúrese de que pueda mover sus dedos dentro de los zapatos.

Use zapatos con tacones bajos y suelas gruesas. Las suelas gruesas acolchonan y protegen sus pies. Los tacones bajos distribuyen su peso más uniformemente.

Use calcetines acolchados. No sólo acolchan y protegen sus pies sino que también reducen la presión. Asegúrese de que su zapato es lo suficientemente grande para los calcetines más gruesos. Puede necesitar zapatos extraprofundos.

Use plantillas. Pregunte al que proporciona los cuidados de su diabetes o al doctor de los pies respecto a las plantillas para distribuir mejor su peso en sus pies.

Si usted tiene un callo o ojo de pescado, el que proporciona los cuidados de la diabetes o un doctor de los pies puede recortarlo. Tratar de recortar ojos de pescado o callos usted mismo puede llevar a infecciones. Tratar de removerlos con sustancias químicas que se adquieren sin receta puede quemar su piel. Los callos no recortados pueden hacerse muy gruesos, desprenderse y producir úlceras. Y las úlceras no son algo que usted quiera tener.

Úlceras en los Pies

Las úlceras son llagas o agujeros en la piel. Las úlceras se forman más a menudo en la planta del pie o en el dedo gordo. Pueden ser causadas por una cortadura, un callo o una ampolla que no se cuida adecuadamente. Las úlceras en los lados del pie generalmente son causadas por zapatos que no se adaptan bien. Puede usted prevenir las úlceras:

- Usando zapatos que se adapten bien.
- Usando los zapatos nuevos sólo unas horas cada vez.
- Tirando los zapatos y pantuflas usadas.
- Usando calcetines que se adapten bien.
- Usando calcetines sin costuras, agujeros o áreas endurecidas.
- Usando calcetines limpios todos los días.
- Poniéndose los calcetines con cuidado.
- Buscando piedritas u otros objetos antes de ponerse los zapatos.

Una úlcera puede ser muy dolorosa. Pero si usted tiene daño a los nervios (ver más adelante) puede no sentirla. Aunque no sienta dolor, debe buscar atención médica inmediatamente. Caminar sobre una úlcera puede hacer que se haga más grande y se infecte. Una úlcera infectada puede llevar a gangrena y amputación (ver Capítulo 5).

Mala Circulación

La mala circulación puede hacer que sus pies estén fríos y con una coloración azul o inflamados. La mejor forma de tratar los pies fríos es usar calcetines, inclusive en la cama. No use botellas de agua caliente, cojín eléctrico, o cobertores eléctricos, pueden quemar sus pies sin notarlo. Mantenga sus pies fuera del agua muy caliente. Pruebe primero la temperatura del agua con su codo. Si sus pies están inflamados, intente zapatos con cordones. Puede usted apretarlos o aflojarlos para adaptarlos a la forma de sus pies.

Para aumentar el flujo de sangre a sus pies, empiece a practicar ejercicio (con la aprobación del que le proporciona los cuidados de la salud). Evite sentarse con las piernas cruzadas, porque puede interferir con el flujo de sangre. Si fuma, deje de fumar ahora mismo. Fumar limita el flujo de sangre a sus pies.

Daño a los Nervios (Neuropatía)

El daño a los nervios puede hacer que sus pies sientan menos el dolor, el calor y el frío. Si usted ha perdido sensibilidad en sus pies, no camine descalzo. Puede herir sus pies sin notarlo. Si va a nadar o vadear, use zapatos para el agua. Además, examine los zapatos antes de ponérselos. Asegúrese de que no hay piedrecitas, uñas, clips, alfileres o algunos otros objetos agudos. Asegúrese de que el interior de los zapatos es liso y no tiene rasgaduras o bordes ásperos.

El daño a los nervios puede afectar a los nervios que causan el sudor. Como resultado, sus pies pueden resecarse y descamarse, y la piel puede pelarse y formar fisuras. Si sus pies están resecos y con descamación, use un humectante dos veces al día. Pero no aplique el humectante entre los dedos de los pies, porque la humedad puede llevar a infección. Y no ponga los pies a remojar. Remojar los pies reseca la piel.

El daño a los nervios puede deformar sus pies. Los dedos pueden doblarse, la planta de los pies puede proyectarse más, y su arco puede hacerse más pronunciado. Estos cambios pueden hacer que algunas partes de sus pies soporten más peso. Esas áreas tienen mayor probabilidad de formar callos y ojos de pescado. Si la forma de sus pies ha cambiado, pregunte al que le proporciona los cuidados para la diabetes o a un doctor de los pies respecto a plantillas o zapatos especiales.

Cómo Cuidar Sus Pies

Examine ambos pies todos los días. Vea detenidamente sus pies. Si no puede ver bien, pida a un amigo o pariente que pueda ver bien que lo haga por usted. Compare un pie con el otro. Use un espejo para ayudarlo a ver la planta de sus pies. Busque cortadas, ampollas, rasguños, uñas enterradas, cambios de coloración, cambios de forma, piquetes, cualquier cosa que no estuviera ahí el día anterior.

Mantenga sus pies limpios. Lave y seque bien sus pies. No olvide secar entre los dedos.

Mantenga recortadas la uñas de los dedos de los pies. Recorte las uñas siguiendo la curva de su dedo. Puede recortarlas usted mismo, o pedir a un miembro de su equipo de atención de la salud que lo haga por usted.

Asista regularmente a examen de los pies. Quite sus zapatos y calcetines en las visitas regulares al consultorio para recordar a su médico examinar sus pies. Pida al que le proporciona los cuidados para la diabetes examinar sus vasos sanguíneos y músculos, y buscar daño a los nervios por lo menos una vez al año.

Mantenga su glucosa controlada. Si los niveles de glucosa en la sangre están elevados, tiene mayor probabilidad de adquirir problemas de los pies.

Mantenga informado al que le proporciona los cuidados para la diabetes. Llame al que le proporciona los cuidados si tiene algún problema en los pies, sin importar qué tan leves sean.

DÍAS DE ENFERMEDAD

Estar enfermo con un resfriado o con flu puede alterar su plan de cuidados para la diabetes. Puede ser que no pueda comer como lo hace habitualmente o tomar sus píldoras habituales o aplicarse la insulina para la diabetes. Cuando está enfermo, sus niveles de glucosa en la sangre aumentan demasiado o disminuyen demasiado.

Su equipo de atención de la salud puede ayudarlo a hacer un plan antes de enfermarse. Su plan para los días de enfermedad incluye las medicinas que debe tomar, lo que debe comer y beber, la frecuencia para determinar la glucosa en la sangre, o cuándo llamar al que le proporciona los cuidados para la diabetes, y qué decirle.

Qué Medicinas Tomar

Si usted controla su diabetes con dieta y ejercicio o con píldoras, el que le proporciona los cuidados para la salud puede querer que se aplique insulina regular (de acción corta) cuando está enfermo. Si usted controla su diabetes con insulina, el que le proporciona los cuidados para la salud probablemente quiera que siga aplicándose su insulina, inclusive si no soporta el alimento en el estómago. Sólo el que le proporciona los cuidados para la diabetes puede decirle con seguridad lo que debe hacer.

Puede usted decidir tomar otros tipos de medicinas para su enfermedad. Algunas de estas medicinas pueden aumentar el nivel de glucosa en la sangre y otras pueden disminuirlo. Pregunte al que le proporciona los cuidados para la diabetes o al farmacéutico si las medicinas que planea tomar afectan su nivel de glucosa en la sangre (ver también págs. 69 y 70).

Qué Comer y Beber

Consuma alimentos de su plan de alimentación habitual si puede. Si no puede comer sus alimentos habituales, siga su plan de alimentación para los días de enfermedad. Incluirá alimentos fáciles para su estómago. Puede usted querer dejar a un lado una pequeña área de su alacena para alimentos en los días de enfermedad. Trate de comer un alimento con unos 15 gramos de carbohidratos cada hora (ver la lista de alimentos y bebidas para los días de enfermedad en la página siguiente).

¿Qué Hay Respecto a Inyecciones para Flu y Neumonía?

La gente con diabetes tiene una probabilidad cuatro veces mayor de morir por flu o neumonía que la gente sin diabetes. Se aconseja a la mayoría de gente que tiene diabetes una inyección para flu una vez al año. La inyección hace más difícil adquirir flu, e inclusive si lo adquiere, sus síntomas probablemente serán más leves. Si es usted alérgico al huevo, no se aplique la inyección para flu. Pregunte también respecto a la inyección para neumonía. Mucha gente con diabetes necesita una inyección cada cinco o seis años.

Si tiene usted fiebre, vómitos o tiene diarrea, puede perder demasiados líquidos. Trate de beber un vaso de líquido cada hora. Si su nivel de glucosa en la sangre es mayor de 240 mg/dl, tome líquidos sin azúcar, como agua, té libre de cafeína, *ginger ale* libre de azúcar o caldo (pollo, res u hortalizas). Si su nivel de glucosa en la sangre es menor de 240 mg/dl, tome líquidos con unos 15 gramos de carbohidratos (ver la lista de alimentos y bebidas para los días de enfermedad en la página siguiente).

Con Qué Frecuencia Determinar Su Glucosa en la Sangre

Habitualmente necesita determinar su glucosa en la sangre con mayor frecuencia cuando está enfermo. El plan para los días de enfermedad que usted diseñó con su equipo de cuidados de la diabetes le dirá con qué frecuencia practicar la prueba. Su plan puede señalar que debe usted determinar su glucosa en la sangre cuatro o cinco veces al día.

Cuándo Llamar al Que le Proporciona los Cuidados

Llame al que le proporciona los cuidados si:

- Ha estado enfermo dos días y no mejora.
- Ha estado vomitando o ha tenido diarrea más de seis horas.
- Su nivel de glucosa en la sangre permanece por arriba de 240 mg/dl.

ALIMENTOS Y BEBIDAS CON ~15 G DE CARBOHIDRATOS PARA LOS DÍAS DE ENFERMEDAD	
6 galletas saladas	½ taza de helado
5 barquillos de vainilla	½ taza de cereal cocinado
4 onzas de tofu	½ taza de puré de papas
3 galletas graham	⅓ lata de refresco regular
1 barra de jugo de frutas	⅓ taza de arroz cocinado
1 rebanada de pan tostado	⅓ taza yogur sabor a fruta
1 onza de queso	⅓ taza yogur congelado
1 huevo revuelto	¼ taza de sorbete
1 taza de sopa	¼ taza salsa de manzana
1 vaso de leche baja en grasa	¼ taza de budín
1 vaso de bebidas deportivas	¼ taza de fruta enlatada
½ vaso de jugo de frutas	¼ taza de requesón
½ taza de gelatina regular	

- Su nivel de glucosa en la sangre permanece por debajo de 60 mg/dl.
- Tiene alguno de estos signos: dolor en el pecho, dificultad para respirar, aliento afrutado o labios o lengua resecos y fisurados.
- No está seguro de qué hacer para cuidarse adecuadamente.

Qué Decir al Que le Proporciona los Cuidados

Tenga registros escritos para que pueda decir al que le proporciona los cuidados de la diabetes

- Cuánto tiempo ha estado enfermo.
- Qué medicinas ha tomado, y cuánto.
- Si ha podido comer y beber, y cuánto.
- Si está vomitando o tiene diarrea.
- Si ha bajado de peso.
- Su temperatura.
- Sus niveles de glucosa en la sangre.

Debe saber en dónde localizar a los miembros de su equipo de atención de la salud o a sus sustitutos los fines de semana, los días de descanso y en las noches. Si debe hablar con alguien diferente

¿Qué Hay Respecto al Ejercicio?

Practicar ejercicio cuando está usted enfermo puede hacer que sus niveles de glucosa en la sangre disminuyan o aumenten demasiado. Si practica ejercicio cuando está enfermo, puede hacer que tarde más en mejorar. Puede inclusive adquirir bronquitis o neumonía. No practique ejercicio cuando está enfermo.

Pregunte al que le proporciona los cuidados de la salud cuándo es seguro volver a empezar el ejercicio. Debido a que puede usted tener menos condición física después de estar enfermo, disminuya su programa de ejercicio. Podría intentar ejercicios de menor intensidad, durante un tiempo más corto, o menos días.

a un miembro de su equipo de atención de la salud, asegúrese de informarle que tiene diabetes.

EMBARAZO

A pesar de la diabetes, sus probabilidades de tener un bebé sano son grandes si tiene un buen control de la diabetes antes y durante el embarazo y si recibe una buena atención médica. Si su control de la diabetes no es bueno antes y durante el embarazo, su bebé puede desarrollar defectos de nacimiento, ser muy grande o tener dificultad para respirar, azúcar baja en la sangre, o ictericia—un color amarillo de la piel. Aunque la mayoría de estos trastornos pueden ser tratados, prevenirlos es mejor para usted y su bebé.

Cómo Asegurar la Salud de Su Bebé

Controle su glucosa en la sangre antes del embarazo. Si su glucosa tiene un control deficiente, trate de obtener un buen control tres a seis meses antes de quedarse embarazada. Si espera hasta saber que está embarazada, su bebé podría haberse dañado ya.

Mantenga controlada su glucosa en la sangre durante el embarazo. Esto requiere determinaciones más frecuentes de la glucosa—algunas veces hasta ocho veces al día. También ayudan a usted y al que le proporciona los cuidados de la salud para ajustar su dosis de insulina y/o el plan de alimentación.

Adquiera condición física antes de quedarse embarazada. Practicar ejercicio antes de quedarse embarazada puede aumentar su resistencia, ayudar a disminuir su azúcar en la sangre, ayudar a bajar de peso y aumentar su fuerza y flexibilidad.

Practique ejercicio durante su embarazo. El embarazo no es el momento para empezar un programa de ejercicio vigoroso, pero usted muy probablemente podrá continuar el ejercicio que hacía regularmente antes de quedarse embarazada. Si no practica ejercicio regularmente antes del embarazo, pregunte a su obstetra que ejercicios son buenos para usted y su bebé. Algunos buenos ejercicios para mujeres embarazadas incluyen caminar, ejercicios aeróbicos de bajo impacto, nadar y ejercicios aeróbicos en el agua.

Siga su plan de alimentación del embarazo. El que le proporciona los cuidados de la salud o su dietista pueden ayudarla a saber los alimentos que usted necesita comer para satisfacer las demandas del embarazo. Un plan de alimentación durante el embarazo está diseñado para evitar niveles altos y bajos de glucosa en la sangre al mismo tiempo que proporciona lo que su bebé necesita para crecer. Tres alimentos y tres colaciones al día son a menudo la regla. Ocasionalmente puede ser necesaria una colación a media noche. Puede inclusive ser necesario reunirse con su dietista cada tres meses durante el embarazo para satisfacer sus necesidades y las de su bebé.

Preguntas Que Puede Usted Tener

¿Debo Tomar Todavía Mis Píldoras para la Diabetes?

No. Las píldoras para la diabetes no se utilizan durante el embarazo porque pueden causar defectos de nacimiento y disminuir la glucosa en la sangre de su bebé. Deje de tomarlas antes de embarazarse. Puede usted intentar un buen control sin las píldoras o empezar tratamiento con insulina.

Si Ya Me Aplico Insulina, ¿Necesitaré Más?

Muy probablemente. Puede usted necesitar dos o tres veces más insulina que lo habitual durante el embarazo, especialmente hacia el final. Esto es normal. Pero no cambie la dosis de insulina sin que lo aconseje el que le proporciona los cuidados de la salud.

¿Qué Hay del Alcohol, Drogas y Otras Medicinas?

Muchas medicinas pueden dañar a su bebé. Verifique con el que le proporciona los cuidados de la salud antes de tomar ninguna medicina de prescripción o que puede obtenerse sin receta.

Evite el alcohol cuando esté embarazada e inclusive cuando está tratando de quedarse en estado. Y no fume cigarrillos o use drogas ilegales cuando esté embarazada. Pueden dañar seriamente a su bebé.

¿Está Bien Amamantar a Mi Bebé?

Sí. La lactancia materna puede ser una experiencia maravillosa para usted y su bebé. Usted proporciona a su bebé anticuerpos (protección contra la infección) y una fórmula a prueba de alergias que ninguna fórmula enlatada puede duplicar.

Probablemente sienta más hambre y sed de lo normal. Por lo tanto, necesitará un plan de alimentación durante la lactancia, diseñado para proporcionarle a usted y a su bebé los nutrientes necesarios.

La lactancia materna puede afectar el control de su glucosa. Por lo tanto, probablemente tenga que continuar determinando su glucosa en la sangre más frecuentemente durante la lactancia. Puede encontrar que tiene niveles erráticos de glucosa y glucosa más baja en la sangre. Por otro lado, puede encontrar que es más fácil controlar su diabetes, y comer un poco más y tomar menos medicina. El que le proporciona los cuidados de la salud la ayudará a hacer los ajustes a sus medicinas.

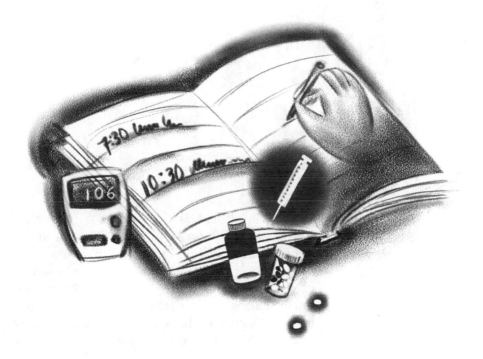

MEDICINAS Y MONITORIZACIÓN

MEDICINAS Y MONITORIZACIÓN

Una alimentación saludable y ejercicio regular son la primera línea de tratamiento para la diabetes tipo 2. Si estos tratamientos no mantienen su glucosa en la sangre en donde usted quiere, el que le proporciona los cuidados de la diabetes puede prescribir medicinas para la diabetes. Las medicinas para la diabetes vienen en dos formas: píldoras e insulina.

PÍLDORAS PARA LA DIABETES

Las píldoras para la diabetes generalmente funcionan mejor para la gente que ha tenido diabetes tipo 2 menos de 10 años. El que le proporciona los cuidados para la diabetes puede considerar píldoras para la diabetes cuando:

- Sus niveles de glucosa en la sangre antes del desayuno se encuentran por encima de 126 mg/dl.
- Sus niveles de glucosa en la sangre antes de acostarse son superiores a 160 mg/dl.
- Su HbA1c está en el máximo del nivel normal.

Hay cinco clases diferentes de píldoras para la diabetes prescritas en Estados Unidos: sulfonilureas, biguanidas, inhibidores de la alfaglucosidasa, tiazolidinedionas y meglitinidas.

Sulfonilureas

La mayoría de píldoras para la diabetes pertenecen a la clase de medicinas llamadas sulfonilureas. Hay siete sulfonilureas diferentes disponibles en Estados Unidos (ver el cuadro de la pág. 68).

Las sulfonilureas ayudan a su cuerpo a enviar más de su propia insulina. También ayudan a su cuerpo a responder a la insulina. Y hacen que su hígado deje de estar enviando la glucosa almacenada a la sangre. Estas acciones disminuyen su glucosa en la sangre. Algunas veces las sulfonilureas hacen que su glucosa en la sangre baje demasiado—por ejemplo cuando omite alimentos o toma demasiado alcohol. Puede hacer también que sea más fácil aumentar de peso.

Los posibles efectos secundarios de las sulfonilureas incluyen náuseas, vómitos, un *rash* en la piel y comezón. Avise al que le proporciona los cuidados para la diabetes de cualquier cambio que note en su cuerpo después de empezar a tomar sulfonilureas. No tome sulfonilureas si está embarazada, si tiene alergia a las sulfas o si tiene enfermedad hepática o renal severa.

Biguanidas

La biguanida metformin (nombre comercial Glucophage) es una píldora de acción intermedia que se toma dos o tres veces al día. El metformin hace que su hígado libere más lentamente la glucosa almacenada. Puede ayudar también a su cuerpo a responder a la insulina. Estas acciones mantienen sus niveles de glucosa en la sangre más uniformes. El metformin no ayuda a su cuerpo a enviar más insulina. Debido a esto, hay menos probabilidad de una baja de glucosa y de aumentar de peso.

Los posibles efectos secundarios del metformin incluyen un sabor metálico en su boca, molestias en el estómago, náuseas, falta de apetito y diarrea. Estos efectos secundarios generalmente desaparecen después de poco tiempo. Si usted tiene enfermedad cardíaca, renal o hepática, no tome metformin, porque puede hacer que

SULFONILUREAS			
Nombre Genérico	**Nombre Comercial**	**Tiempo de Acción**	**Dosis al Día**
Acetohexamida	Dimelor	Intermedio	1 or 2
Clorpropamida	Diabinese	Prolongado	1
Glipicida	Glucotrol	Intermedio	1 or 2
	Glucotrol XL	Prolongado	
Glimepirida	Amaryl	Prolongado	1
Gliburida	Diaßeta	Intermedio	1 or 2
	Micronase		
	Glynase		
	PresTab		
Tolazamida	Tolinase	Intermedio	1 or 2
Tolbutamida	Orinase	Corto	2 or 3

desarrolle acidosis láctica—una acumulación de ácido en la sangre que pone en peligro la vida.

Inhibidores de la Alfaglucosidasa

Los inhibidores de la alfaglucosidasa acarbosa (nombre comercial Precose) y miglitol (nombre comercial Glysete) son píldoras de acción corta que se toman tres veces al día, con los alimentos principales. Estas medicinas funcionan retardando el tiempo que tarda su intestino en degradar el alimento en glucosa. Esto hace que la glucosa entre a la sangre más lentamente. Su glucosa permanece más uniforme, con menos altas y bajas. La acarbosa y el miglitol son especialmente útiles para atenuar la elevación brusca de la glucosa que puede ocurrir después de los alimentos.

Los posibles efectos secundarios de los inhibidores de la alfaglucosidasa incluyen gases, hinchazón y diarrea. La mayoría presentan estos efectos secundarios cuando empiezan a usar las medicinas, y después de un tiempo los efectos secundarios desaparecen. Pero algunas personas los siguen presentando. No tome acarbosa o miglitol si tiene enfermedades gastrointestinales.

Tiazolidinedionas

Las tiazolidinedionas rosiglitazona (nombre comercial Avandia) y pioglitazona (nombre comercial Actos) están aprobadas en personas con diabetes tipo 2 que se aplican insulina. (Una tercera tiazolidinediona, troglitazona—nombre comercial Rezulin—fue retirada del mercado en marzo del 2000 porque se encontró que causa problemas hepáticos.) La gente con diabetes tipo 2 que toman estas medicinas tienen posibilidad de reducir sus dosis de insulina. Las tiazolidinedionas incrementan la acción de la insulina por lo que su cuerpo necesita menos. También disminuyen los niveles de triglicéridos y aumentan los niveles de colesterol de HDL (el bueno). Debido a que pueden causar retención de líquidos, estas medicinas no se recomiendan en personas con enfermedades cardíacas.

Meglitinidas

La meglitinida repaglinida (nombre comercial Prandin) se prescribe generalmente en personas cuya diabetes tipo 2 no puede controlarse con dieta y ejercicio únicamente. (La meglitinida natiglinida—nombre comercial Starlix—está en desarrollo; está en el mercado desde principios de 2001.) La repaglinida difiere de otras píldoras para la diabetes en que actúa muy rápidamente y se toma inmediatamente antes de comer—entre 30 minutos e inmediatamente antes de comer. La repaglinida funciona aumentando la cantidad de insulina que libera su cuerpo durante e inmediatamente después de un alimento. Debido a que la repaglinida se elimina en tres a cuatro horas, no hace que su cuerpo esté liberando continuamente insulina durante períodos largos de tiempo.

Los posibles efectos secundarios de la repaglinida incluyen baja de glucosa en la sangre, infecciones respiratorias altas, náuseas, diarrea, estreñimiento, dolores articulares y dolor de cabeza. No tome repaglinida si está embarazada, si tiene diabetes tipo 1 o tipo 2 y su cuerpo no produce ya insulina.

Las píldoras para la diabetes no toman el lugar de la dieta y el ejercicio. Trabajan con ellos. De hecho, si usted no sigue sus planes de alimentación y ejercicio, las píldoras para la diabetes pueden no funcionar para usted.

Algunas veces las píldoras para la diabetes funcionan por un tiempo y luego dejan de funcionar. Esto sucede a menudo después de varios años. Si sus píldoras para la diabetes dejan de funcionar, el que le proporciona los cuidados de la diabetes puede cambiar de píldora, prescribir dos diferentes tipos de píldoras, una píldora e insulina, o insulina sola.

MEDICAMENTOS QUE PUEDEN AFECTAR A LOS NIVELES DE GLUCOSA EN LA SANGRE

Nombre Genérico	Nombre Comercial	Efecto Sobre el Nivel de Glucosa en la Sangre	¿Interactúa con Píldoras para la Diabetes?	Usos Frecuentes
Alcohol	Ingrediente en muchas medicinas	Disminuye	Sí	Lleva el ingrediente activo del fármaco al metabolismo
Ácido acetilsalicílico	Muchos nombres comerciales	Puede disminuir si se toma en dosis altas	Sí	Para tratar el dolor en general o la fiebre; para tratar la artritis
Betabloqueantes	Inderal Sectral Tenormin Lopresor Visken Blocadren	Puede enmascarar la glucosa baja en la sangre	Sí	Para tratar la presión alta, angina, latidos cardíacos irregulares, tiroides hiperactiva y otros trastornos
Cloranfenicol	Cloromicetina	Disminuye*	Sí	Tratar infecciones bacterianas
Clofibrato	Atromid-S	Disminuye*	Sí	Tratar los niveles elevados de colesterol y triglicéridos
Diazóxido	Hiperstat Proglycem	Aumenta	Sí	Tratar la baja de glucosa causada por tumores en el páncreas; algunas veces para tratar la presión arterial alta
Diuréticos	Diuril HydroDIURIL Edecrin Esidrix Diamox Lasix Hygroton	Puede aumentar si se toma en dosis elevadas	Sí	Alivia la acumulación de líquidos aumentando la cantidad de agua en la orina
Epinefrina	Epinefrina	Aumenta	Sí	Revivir latidos cardíacos; tratar reacciones alérgicas severas
Medicinas como la epinefrina (efedrina, pseudoefedrina, fenilefrina)	Muchas medicinas para flu y alergia	Aumenta	Sí	Para tratar catarro, flu, alergias, resfriados

continúa

Medicamentos Que Pueden Afectar a los Niveles de Glucosa en la Sangre (continuación)

Nombre Genérico	Nombre Comercial	Efecto Sobre el Nivel de Glucosa en la Sangre	¿Interactúa con Píldoras para la Diabetes?	Usos Frecuentes
Estrógenos, píldoras anticonceptivas	Muchos nombres comerciales	Puede aumentar	No	Evitar embarazo; atenuar efectos de la menopausia
Carbonato de litio	Eskalith Lithonate	Aumenta	No	Tratar la depresión maníaca
Metildopa	Aldomet	Disminuye*	Sí	Tratar la hipertensión
Inhibidores de de la monoamino-oxidasa (MAO)	Parnate Nardil	Disminuye	Sí	Tratar la depresión severa
Ácido nicotínico, Niacina	Nicolar Nicobid	Aumenta	No	Tratar deficiencia de nutrientes; tratar niveles elevados de colesterol
Fenobarbital	Muchos nombres comerciales	Aumenta*	Sí	Sedante; tratar epilepsia
Fentermina	Varios nombres comerciales	Aumenta	Sí	Suprime el apetito
Fenilbutazona	Butazolidin	Disminuye*	Sí	Para tratar artritis
Fenilpropa-nolamina	Acutrim Dexatrim	Aumenta	Sí	Suprime el apetito
Fenitoína	Dilantin	Aumenta	Sí	Tratar epilepsia y otros trastornos del sistema nervioso
Rifampicina	Rifadin	Aumenta*	Sí	Para tratar tuberculosis
Esteroides (prednisona, cortisona, dexametasona)	Sterapred Deltasone Cortone Decadron	Aumenta	Sí	Reduce la inflamación, enrojecimiento e hinchazón
Sulfas	Gantrisin Septra Bactrim	Disminuye*	Sí	Tratar infecciones bacterianas
Tiroides	Armour S-P-T	Aumenta	No	Tratar la función disminuida o ausente de la tiroides

*Estas medicinas aumentan o disminuyen la glucosa únicamente cuando se utilizan en combinación con píldoras para la diabetes.

Usted y el que le proporciona los cuidados para la diabetes necesitan trabajar juntos para encontrar el mejor tratamiento. Será importante para usted mantener registros de la medicina que toma y la dosis. Puede usted necesitar determinar su glucosa en la sangre más frecuentemente hasta que el que le proporciona los cuidados de la diabetes encuentre la dosis adecuada para usted.

OTRAS MEDICINAS

Puede usted tomar otras medicinas de receta o que se pueden obtener sin receta. Es importante conocer la forma en que estas medicinas actúan dentro de su cuerpo y cómo interactúan entre sí. Algunas medicinas pueden disminuir o aumentar su nivel de glucosa en la sangre o interferir con la forma en que su cuerpo utiliza las píldoras para la diabetes (ver págs. 69 y 70).

Asegúrese de seguir todas las instrucciones para tomar sus medicinas. Asegúrese de que todos los miembros de su equipo de atención de la salud saben cuáles medicinas está usted tomando. Trate de utilizar una sola farmacia para todas sus recetas. En esa forma, todas sus medicinas pueden estar en un registro. Determine su glucosa en la sangre para ver si una nueva medicina afecta al nivel de glucosa. Si encuentra que una medicina que está tomando modifica en forma importante su control de la glucosa, infórmelo al que le proporciona los cuidados de la diabetes o a su farmacéutico.

INSULINA

En la diabetes tipo 2, su cuerpo no elabora suficiente insulina, o su cuerpo tiene dificultad para utilizar la insulina, o ambas. Puede usted necesitar aplicarse insulina extra.

ACCIÓN DE LA INSULINA

	Insulina de Acción Rápida	Insulina de Acción Corta	Insulina de Acción Intermedia	Insulina de Acción Prolongada
Inicio	20-40 minutos	30-60 minutos	2-4 horas	6-14 horas
Pico	30-120 minutos	1-3 horas	4-14 horas	14-24 horas
Duración	4-6 horas	5-7 horas	18-24 horas	20-36 horas
Tipos	Lispro	Regular	NPH y lenta	Ultralenta

Hay dos diferentes fuentes de insulina: los animales y las bacterias. La insulina de animales (cerdo o cerdo/bovino) viene del páncreas de cerdos y vacas. La insulina humana es elaborada insertando el gen humano para la insulina en bacterias y haciendo que las bacterias elaboren la insulina humana. La insulina entonces es extraída y purificada.

Tipos de Insulina

Hay varios tipos de insulina. Se agrupan de acuerdo a la forma en que actúan en el cuerpo. La acción de la insulina tiene tres partes: inicio, tiempo máximo y duración. El inicio es cuánto tarda la insulina para empezar a actuar. El tiempo máximo es cuando la insulina está funcionando más. La duración es cuánto tiempo dura funcionando la insulina.

Los tiempos de inicio, máximo y duración se presentan como rangos en el cuadro de esta página. Hay dos razones para estos rangos: 1) la insulina puede funcionar más lentamente o más rápidamente en usted que en otra persona, y 2) la insulina humana funciona más rápidamente que la insulina animal.

Potencias de la Insulina

La insulina viene en diferentes potencias. La insulina más utilizada en Estados Unidos es la insulina U-100. Esto significa que hay 100 unidades de insulina por mililitro de líquido. La insulina U-500 también está disponible en Estados Unidos. Si usted se inyecta insulina, la jeringa debe compaginar con la potencia de su insulina. Por ejemplo, si usted usa insulina U-100, use una jeringa U-100.

Mezclas de Insulina

Puede usted mezclar diferentes combinaciones de insulinas o comprarlas premezcladas. Las insulinas regulares se mezclan fácilmente con las insulinas NPH. Estas mezclas pueden hacerse con varios días de anticipación y guardarlas en jeringas en el refrigerador. O puede usted inyectar estas insulinas mezcladas inmediatamente. La potencia de la insulina regular no dura mucho cuando se mezcla con insulina lenta o ultralenta. Por lo tanto, es mejor inyectar las mezclas de regular y lenta o ultralenta inmediatamente después de mezclarlas.

Almacenamiento de la Insulina y Seguridad

Los fabricantes de insulina recomiendan que conserve la insulina en el refrigerador. No ponga la insulina en el congelador ni permita que se caliente en el sol o en un automóvil caliente. Las temperaturas extremas pueden destruir la insulina. El frasco de insulina que usted está utilizando puede mantenerse a temperatura ambiente hasta un mes. Llévelo usted para que no se golpee o sacuda mucho. De otro modo, perderá potencia.

Verifique la fecha de caducidad antes de abrir el frasco de insulina. Si la fecha ha pasado, no la use. Si no ha expirado, verifique cuidadosamente la insulina en el frasco. La insulina regular debe ser clara, sin fragmentos flotantes ni color. La insulina NPH, lenta y ultralenta debe ser turbia pero sin fragmentos flotantes ni cristales. Si la insulina no se ve como debe, regrese el frasco de insulina sin abrir al lugar en que lo compró para cambiarla o para su reembolso.

INYECCIONES DE INSULINA

La insulina debe inyectarse bajo la piel, en la grasa, para que funcione bien. Una forma de inyectar la insulina debajo de la piel es utilizando jeringas con agujas. Puede usted tener que intentar varias marcas de jeringas antes de encontrar la mejor para usted. Seleccione una jeringa

- Para la potencia de insulina (por ejemplo U-100) que usted utiliza.
- Lo suficientemente grande para contener toda la dosis en cada inyección; por ejemplo si se aplica 45 unidades, no puede usar una jeringa de 30 unidades.
- Fácil de leer. Las marcas en la jeringa pueden leerse más fácilmente si el émbolo es de diferente color.
- Cómoda. Las jeringas actuales tienen agujas diminutas con una cubierta resbaladiza para que puedan penetrar fácilmente. Intente varias marcas para encontrar la más cómoda para usted.

Llenando la Jeringa con Insulina

Para llenar una jeringa con insulina, necesita una jeringa con aguja estéril desechable, un frasco de insulina, un frasco con alcohol isopropílico al 70%, algodón o gasa, y algo limpio para colocar la jeringa llena si necesita dejarla.

1. Lave sus manos con jabón y agua.
2. Ruede suavemente el frasco de insulina entre sus manos para mezclar la insulina. (No necesita hacer esto con la insulina rápida o de acción corta.)
3. Limpie con alcohol la parte superior del frasco de insulina. Deje que se seque completamente el alcohol (no sople para secarlo).
4. Aspire aire en la jeringa. Deténgase en la marca de la dosis de insulina que usted desea. Inserte la aguja en el frasco e inyecte el aire en el frasco.
5. Voltee el frasco boca abajo y aspire insulina a la jeringa. Deténgase en la marca del número de unidades que usted desea.
6. Retire la aguja del frasco.
7. Verifique si hay burbujas de aire en el interior de la jeringa. Si hay burbujas de aire, golpee ligeramente con su dedo índice en la jeringa en posición vertical un par de veces para eliminarlas.
8. Si necesita dejar la jeringa, colóquela de lado y asegúrese de que la aguja no toca nada.

Llenado de Una Jeringa con Dos Clases de Insulina

Para llenar una jeringa con dos clases de insulina (llamada una mezcla de insulina), necesita una jeringa estéril desechable con aguja, dos frascos de insulina, un frasco con alcohol isopropílico al 70%, algodón o gasa, y algo limpio para colocar la jeringa llena si necesita dejarla.

1. Lave sus manos con jabón y agua.
2. Ruede suavemente el frasco de insulina entre sus manos para mezclar la insulina. (No necesita hacer esto con la insulina rápida o de acción corta.)
3. Limpie con alcohol la parte superior del frasco de insulina. Deje que se seque completamente el alcohol (no sople para secarlo).
4. Aspire aire en la jeringa. Deténgase en la marca de la dosis de insulina intermedia o de acción prolongada que usted desea (por ejemplo, 30 unidades). Inyecte el aire en ese frasco.
5. Aspire aire en la jeringa una segunda vez. Deténgase en la marca de la dosis de insulina rápida o de acción corta que usted desea (por ejemplo, 10 unidades). Inyecte el aire en ese frasco.

6. Con la aguja todavía en el frasco de insulina de acción rápida o corta, voltee el frasco boca abajo.
7. Aspire insulina en la jeringa. Deténgase en la marca del número de unidades de insulina de acción corta que usted desea.
8. Retire la aguja del frasco de insulina rápida o de acción corta.
9. Inserte la aguja en el frasco de insulina de acción intermedia o prolongada, y voltee el frasco boca abajo.
10. Aspire insulina en la jeringa. Deténgase en la marca del número total de unidades de insulina que usted desea, esto es, el número de unidades de insulina de acción rápida o corta añadidas al número de unidades de insulina de acción intermedia o prolongada. (Para agregar 30 unidades de acción intermedia o prolongada a las 10 unidades de acción corta que se encuentran ya en la jeringa, traccione el émbolo hasta la marca de 40 unidades.)
11. Si usted aspira demasiada de la segunda insulina, deseche la insulina de su jeringa y empiece otra vez desde el principio.
12. Una vez que tiene la cantidad que desea, retire la aguja del frasco.
13. Verifique si hay burbujas de aire en el interior de la jeringa. Si hay burbujas de aire, golpee ligeramente con su dedo índice en la jeringa en posición vertical un par de veces para eliminarlas.
14. Si necesita dejar la jeringa, colóquela de lado y asegúrese de que la aguja no toca nada.

En Dónde Inyectar la Insulina

Cuando selecciona un lugar para inyectar la insulina, considere el área y el sitio. Las áreas son los lugares de su cuerpo en donde es conveniente inyectar la insulina. Cuatro áreas convenientes son:

1. El abdomen (en cualquier parte excepto en un área de dos pulgadas alrededor del ombligo).
2. Los brazos (la parte externa).
3. Los glúteos (en cualquier lugar).
4. Los muslos (el frente y las partes externas, no en la parte interna del muslo, no inmediatamente por arriba de la rodilla).

Estas áreas absorben la insulina a diferente velocidad. Su abdomen absorbe insulina más rápidamente, seguido por los brazos, muslos y glúteos. Puede usted preferir inyectar insulina en la misma área, así sabe usted cómo actuará. O puede usted preferir su área de acuerdo a la rapidez o lentitud que quiere para que empiece a funcionar la insulina. De cualquier manera, lleve un registro de la forma en que su cuerpo responde determinando su glucosa en la sangre y registrando los resultados.

Ahora imagine que esa área está cubierta con círculos separados por 1 pulgada. Cada círculo es un sitio. El número de sitios que tiene depende del tamaño de su cuerpo. Mientras más grande es su cuerpo, más sitio tiene en cada área.

Dentro de cada área, cambie los sitios en cada inyección. Esto es llamado *rotación de sitios*. Para rotar los sitios, usted utiliza un círculo diferente para cada inyección hasta que todos los círculos se han utilizado. Entonces empieza otra vez. Si usted inyecta toda la insulina en el mismo sitio, puede dañar el tejido que se encuentra debajo de la piel.

Cómo Inyectar la Insulina

Para inyectar la insulina necesita una jeringa estéril con insulina, un frasco con alcohol isopropílico al 70 %, y algodón o gasa.

1. Lave sus manos con jabón y agua.
2. Limpie el sitio con alcohol.
3. Pinche suavemente un pliegue de piel entre el pulgar y el índice.
4. Empuje la aguja a través de la piel en un ángulo de 90 grados. Si usted es delgado, puede necesitar empujar la aguja en un ángulo de 45 grados para evitar el músculo.
5. Después que la aguja está dentro, empuje el émbolo para inyectar la insulina.
6. Retire la aguja.
7. Cubra el sitio de la inyección con un algodón seco o gasa o su dedo y aplique presión ligera al sitio durante cinco a ocho segundos, sin frotar. Si frota se puede dispersar la insulina demasiado rápidamente o causar irritación.

Cómo Hacer Más Confortable la Inyección

- Inyecte la insulina a temperatura ambiente. Utilizando insulina fría del refrigerador puede producir más dolor.
- Asegúrese de que no hay burbujas de aire en la jeringa antes de inyectar la insulina.
- Espere hasta que el alcohol que pone en la piel se seque.
- Relaje sus músculos en el área.

- Atraviese la piel rápidamente.
- Mantenga la aguja en la misma dirección cuando penetra la piel y la retira.
- Use agujas puntiagudas, no romas.

Cómo Volver a Usar las Jeringas

Los fabricantes de jeringas desechables recomiendan que se usen una sola vez. Los fabricantes no pueden garantizar que la jeringa permanezca estéril. Si usted quiere usar sus jeringas más de una vez, verifíquelo primero con el que le proporciona los cuidados de la diabetes.

- Vuelva a colocar la cubierta de la aguja después de cada uso para mantenerla limpia.
- No deje que la aguja toque nada excepto la piel limpia y el tapón del frasco de insulina.
- Guarde la jeringa usada a temperatura ambiente.
- Deseche la jeringa cuando la aguja esté roma, doblada o se haya puesto en contacto con cualquier superficie diferente a su piel.
- No trate de limpiar la aguja con alcohol. El alcohol puede remover la cubierta resbaladiza que hace que la inyección sea menos dolorosa.
- Vigile el sitio en busca de infección.

Cómo Desechar las Jeringas

La mejor forma de desechar las jeringas y agujas es colocarlas en un contenedor de plástico duro o de metal a prueba de perforaciones con tapa de tornillo o alguna otra pestaña que pueda sellarse antes de colocarse en la basura. Retirando las agujas de las jeringas evita que alguien las vuelva a utilizar.

Algunos estados requieren que destruya usted las jeringas de insulina y las agujas. Pero tenga cuidado si vuelve a cubrir las agujas, las dobla o se rompe alguna aguja—usted o alguien más pueden pincharse.

Puede haber reglas especiales para desechar las jeringas y agujas en donde usted vive. Pregunte a la compañía local de basura o a las autoridades de desperdicios de la ciudad qué método cumple con sus reglas.

Cuando viaje, lleve sus jeringas usadas a casa. Puede guardarlas en un contenedor a prueba de perforaciones para transportarlas, como una caja de plástico duro para lápices.

Si no desecha adecuadamente sus jeringas, podría hacer que los que recogen la basura y otras personas de limpieza pudieran lesionarse y preocuparse respecto a exposición al VIH, SIDA y hepatitis.

Alternativas a las Jeringas

Si no le gusta la aguja, la jeringa y el émbolo tradicionales, podría querer intentar un infusor, una pluma de insulina, o un inyector de presión. Un infusor es una aguja que permanece en el sitio durante dos o tres días. La insulina se inyecta en esta aguja en lugar de a través de la piel. Una pluma de insulina es como un cartucho de tinta para la pluma. En lugar de tinta, el cartucho está lleno con insulina. Y en lugar de una punta para escribir, tiene una aguja. Un inyector de presión utiliza presión en lugar de una aguja para hacer llegar la insulina hasta debajo de su piel.

Auxiliares para la Inyección

Si no tiene usted buena vista, puede querer utilizar un amplificador de la jeringa, que amplifica las marcas de la jeringa, o un medidor de dosis, que lo ayuda a medir una dosis exacta de insulina (inclusive dosis mezcladas).

Si sus manos no son muy firmes, podría intentar una guía de agujas y/o un estabilizador de frascos para ayudarlo a insertar su aguja en el frasco de insulina para obtener la dosis.

Si ha perdido destreza, puede considerar una jeringa de metal con resorte.

Bombas de Insulina

Una bomba de insulina es un dispositivo computarizado del tamaño de una baraja que funciona con baterías. Usted lo lleva en el cinturón o en la bolsa. Dentro de la bomba se encuentra una jeringa de insulina de acción corta con un émbolo accionado por engranes. Un tubo delgado de 21 a 43 pulgadas de longitud está conectado con la bomba. El otro extremo del tubo tiene una aguja o un catéter. Usted inserta la aguja o el catéter debajo de la piel, generalmente en el abdomen o muslo, y lo mantiene en su sitio con cinta adhesiva.

La insulina se aplica a través del tubo y la aguja o catéter. Usted «programa» la bomba. Usted le dice cuánta insulina quiere y cuándo la quiere.

Usted lleva la bomba de insulina casi todo el tiempo, dentro o fuera de su ropa. Una bomba puede ser a prueba de agua o venir con una cubierta a prueba de agua para bañarse o nadar. Por supuesto, puede quitarse la bomba, por ejemplo, cuando practica ejercicio, y volver a colocársela cuando ha terminado.

AUTOMONITORIZACIÓN DE LA GLUCOSA

Una de las mejores formas de saber cómo está funcionando su plan de cuidados para la diabetes es determinar su glucosa. En lugar de decir simplemente «Me siento bien» o «Me siento mal» usted hace pruebas y lleva un registro. Las pruebas lo ayudan a saber lo que pasa con el nivel de su glucosa cuando come ciertos alimentos, practica ciertos ejercicios o baja de peso. Las pruebas lo ayudan a saber lo que sucede con su nivel de glucosa cuando toma píldoras para la diabetes o se aplica insulina, está enfermo o sometido a estrés.

Una prueba en la sangre puede ayudarlo a decidir lo que debe hacer para controlar su diabetes. Las pruebas pueden motivarlo a tomar una colación, aplicarse más insulina o practicar más ejercicio. Las pruebas pueden alertarlo a tratar una glucosa alta o baja. Los registros de sus pruebas pueden ayudar al equipo que le proporciona los cuidados para la salud a decidir cuáles píldoras para la diabetes o insulina funcionan mejor para usted, en qué dosis y en qué momento.

Cómo Determinar la Glucosa en la Sangre

Puede usted determinar la glucosa en su sangre con un glucómetro o tiras reactivas que usted lee directamente con su vista. Es importante seguir las instrucciones que vienen con el producto que usted compra. Necesita una lanceta, una tira reactiva, un algodón o pañuelo desechable (con algunos métodos), un reloj o algún otro dis0positivo para cronometrar el tiempo (con algunos métodos), y una tabla de colores o un glucómetro.

1. Lave sus manos con jabón y agua.
2. Puncione un lado de su dedo con una lanceta.
3. Exprima una gota de sangre.
4. Deje caer la gota de sangre en una tira reactiva, si es posible.
5. Espere.
6. Limpie el exceso de sangre, si las instrucciones lo dicen, con un algodón o pañuelo desechable.
7. Lea la cifra en la ventana del glucómetro, o compare el color de la tira reactiva con el color en la tabla para encontrar su rango de glucosa.
8. Deseche la lanceta en la misma forma que las agujas.
9. Registre su resultado.

Cuándo Determinar la Glucosa en la Sangre

El que le proporciona los cuidados para la diabetes puede ayudarlo a determinar cuándo practicar las pruebas. Puede ser útil practicar las pruebas en tiempos específicos. Por ejemplo, una prueba una o dos horas antes de un alimento le hace saber lo que aumenta su glucosa en la sangre después de que usted coma ciertas clases y cantidades de alimentos. Una prueba a las dos o tres a. m. le dice si tiene una baja de glucosa en la noche. Hay ocho momentos que puede usted seleccionar para practicar las pruebas:

1. Antes del desayuno.
2. De una a dos horas después del desayuno.
3. Antes del almuerzo.
4. De una a dos horas después del almuerzo.
5. Antes de la comida.
6. De una a dos horas después de la comida.
7. Antes de acostarse.
8. A las 2 o 3 a.m.

Mientras más pruebas practique, más sabrá usted respecto a sus niveles de glucosa en la sangre. Y mientras más sepa respecto a sus niveles de glucosa en la sangre, más podrá llevar esos niveles a donde usted y su equipo de atención de la salud quiera que estén. Aquí están algunos tiempos que usted puede discutir con su equipo de atención de la salud:

- Si usted se trata con dieta y ejercicio únicamente, determine la glucosa antes del desayuno y una o dos horas después de un alimento.
- Si usted toma píldoras para la diabetes, determine la glucosa una o dos veces al día. Si usted hace la prueba una vez al día, hágala antes del desayuno. Si hace la prueba dos veces al día, hágala cuando se levanta en la mañana y varíe el tiempo de la segunda prueba.
- Si se aplica insulina, determine la glucosa dos a cuatro veces al día y varíe los tiempos en que practica la prueba.

Cuándo Practicar Determinaciones Extra de Glucosa en la Sangre

Su equipo de atención de la salud puede querer que usted practique determinaciones extra de glucosa en la sangre:

- Cuando el equipo está tratando de encontrar la mejor dosis de las píldoras para la diabetes o de la insulina para usted.
- Cuando cambia su programa de ejercicio o plan de alimentos.
- Cuando empieza un nuevo fármaco que puede afectar a su nivel de glucosa.
- Cuando piensa usted que su glucosa está baja o alta.
- Cuando está enfermo.
- Cuando está embarazada.
- Cuando viaja.
- Cuando ha practicado ejercicio más de una hora.
- Antes y después del ejercicio.
- Antes de conducir.
- Antes de realizar actividades que requieren una gran concentración.

Lleve Registros

Asegúrese de escribir los resultados de sus pruebas, la fecha y el momento en que se practicaron. Haga esto inclusive si tiene un glucómetro con memoria. Su equipo de atención de la salud puede decirle qué más registrar. Pueden pedirle que registre:

- Los alimentos que come y cuándo los come.
- Las veces que usted omite alimentos o colaciones.

- Las veces que consume alimentos abundantes o escasos.
- Las veces que bebe alcohol y la cantidad de alcohol que consume.
- Su peso.
- La dosis de insulina o píldoras para la diabetes que toma y cuándo.
- Cuándo y cuánto tiempo practica ejercicio.
- Cuándo y cómo trata su glucosa baja o alta.
- Cuando está usted enfermo, lesionado, sometido a estrés o ha tenido cirugía.

Puede usted encontrar que es más fácil llevar sus registros en un cuaderno. El que le proporciona los cuidados para su diabetes puede proporcionarle un cuaderno de registro. Comparta sus registros con su equipo de atención de la salud. Juntos, pueden hacer los cambios necesarios en su plan de cuidados de la diabetes. Un mejor plan es más fácil para que usted pueda cuidar su diabetes.

¿Es Exacto Su Glucómetro?

Algunas veces puede usted preguntarse si su glucómetro es exacto, especialmente si le proporciona resultados que no esperaba o si los resultados del glucómetro o del laboratorio no coinciden. Pueden ocurrir resultados equivocados por muchas razones. El problema puede ser con el glucómetro, las tiras reactivas o su técnica para practicar la prueba.

Verifique el Glucómetro

Asegúrese de que su glucómetro está a temperatura ambiente. Utilizar un glucómetro en temperaturas muy calientes o muy frías puede producir resultados imprecisos.

Mantenga limpio el glucómetro, si su glucómetro lo requiere. El manual del usuario del glucómetro dirá si necesita limpiarlo y cómo limpiarlo. Revise las direcciones para limpiar su glucómetro o llame al fabricante si no está seguro de la forma correcta para limpiarlo. Los glucómetros sucios pueden dar resultados falsos.

Calibre su glucómetro cada vez que empieza un nuevo lote de tiras reactivas. La mezcla química que se pone en las tiras reactivas difiere un poco entre cada lote. Cada lote de tiras reactivas puede dar resultados ligeramente diferentes. Calibrar su glucómetro significa volverlo a cero para que usted tenga respuestas correctas.

Algunos glucómetros se calibran solos. Si no recuerda usted el procedimiento de calibración y/o no puede encontrar las instrucciones del glucómetro, llame al fabricante. Encontrará el número telefónico en la parte de atrás de la mayoría de los aparatos.

Su glucómetro debe haber venido con una solución control. La solución control contiene una cantidad conocida de glucosa. Realice una prueba utilizando la solución control cada vez que el glucómetro no parezca estar funcionando adecuadamente. También es una buena idea practicar una prueba cuando compra el glucómetro, cuando empieza un nuevo lote de tiras reactivas y cuando cambia las baterías. Compare las cifras que obtiene con las que dice el manual que debería obtener. Si las cifras no son cercanas, algo está mal. El glucómetro puede estar descompuesto o puede necesitar una nueva batería. O el problema puede ser con las tiras reactivas o con su técnica para practicar la prueba.

Verifique las Tiras Reactivas

Confirme que las tiras reactivas que usted tiene funcionan con su glucómetro. Conserve las tiras reactivas en un lugar fresco y seco. Las tiras reactivas pueden dar resultados falsos si se han almacenado en temperaturas extremas de frío, calor y/o de extrema humedad. Su baño, por ejemplo, puede ser demasiado húmedo para las tiras reactivas. Y la guantera de su automóvil puede ser demasiado caliente.

Conserve las tiras reactivas en la oscuridad (en su cubierta de aluminio o en el frasco) hasta que las vaya a utilizar. Cuando saca tiras reactivas, cierre el resto inmediatamente para evitar exponerlas a la luz directa en ningún momento.

Verifique la fecha de vencimiento de cada frasco o paquete de tiras reactivas. Asegúrese de desechar las tiras reactivas que han pasado de la fecha de vencimiento. También deséchelas si no parecen nuevas.

Verifique Su Técnica

Estudie su manual (y vídeo de instrucción si tiene) para asegurarse de que está utilizando correctamente su glucómetro. Lleve el glucómetro a sus citas con el que le proporciona los cuidados para la diabetes. Haga que un miembro de su equipo de cuidados de la salud verifique la forma en que usted practica la prueba.

Lleve a cabo la prueba en los siguientes 5 a 10 minutos de que le toman sangre en el laboratorio. Su resultado debe estar dentro de un 15% del resultado del laboratorio. Esto es, si el resultado de laboratorio es 200 mm/dl, su glucómetro debe tener un resultado entre 170 y 230 mg/dl: 200 × 0,15 (15%) = 30; 200 − 30 = 170 y 200 + 30 = 230.

El tamaño de la gota de sangre que usa puede afectar el resultado. Algunos glucómetros necesitan gotas de sangre más grandes que otros. Con algunos glucómetros debe usted limpiar la sangre en cierta forma y con cierto material, como pañuelo desechable o algodón. Generalmente debe dejar que la sangre caiga en la tira sin que toque el dedo la tira reactiva.

GLUCOSA BAJA

La baja de glucosa en la sangre se conoce como hipoglucemia. Puede usted tener una baja de glucosa en la sangre si usa insulina o toma sulfonilureas. Si no se trata, la baja de glucosa en la sangre puede hacer que se desmaye. En lo peor, la glucosa baja en la sangre puede causar convulsiones, coma e, inclusive, la muerte. Hay muchas causas de glucosa baja en la sangre.

Tal vez comió usted demasiado poco alimento o demasiado pocos carbohidratos. Puede ser que haya retrasado u omitido un alimento

SIGNOS DE ADVERTENCIA

Glucosa Baja en la Sangre

- Enojo
- Ansiedad
- Visión borrosa
- Piel húmeda
- Torpeza
- Confusión
- Fatiga
- Dolor de cabeza
- Hambre
- Impaciencia
- Irritabilidad
- Mareo

- Náuseas
- Nerviosismo
- Adormecimiento
- Palidez
- Palpitaciones
- Tristeza
- Temblor
- Sueño
- Necedad
- Sudoración
- Tensión
- Debilidad

Trate Su Glucosa Baja con Uno de Estos Alimentos

- ∎ Tabletas o gel de glucosa (la dosis está impresa en el paquete)
- ∎ ½ vaso (4 onzas) de jugo de frutas
- ∎ ⅓ de lata (4 onzas) de un refresco regular (no dietético)
- ∎ 1 vaso (8 onzas) de leche descremada
- ∎ 1 cucharada de miel o jarabe
- ∎ 2 cucharadas de pasas (40–50)
- ∎ 3 galletas graham
- ∎ 4 cucharaditas de azúcar granulada
- ∎ 6 galletas saladas
- ∎ Cubos de azúcar de 6 ½ pulgadas

Pregunte a su equipo de atención de la salud cuáles tratamientos son mejores para usted.

o una colación. Pudo haber practicado ejercicio más vigoroso o por un tiempo mayor del habitual. O pudo haberse aplicado demasiada insulina o haber tomado demasiadas píldoras para la diabetes. Tal vez esté usted enfermo o bebió alcohol con el estómago vacío.

Mucha gente presenta signos de advertencia de la baja de glucosa en la sangre. Sus signos pueden ser diferentes de los que sienten otros.

Aprenda a conocer sus signos tempranos de advertencia de una baja de glucosa en la sangre. Comuníquelos a alguien que pueda ayudarlo a vigilarlos. Cuando se presenta cualquiera de estos signos de advertencia, usted necesita tratar la glucosa baja en la sangre inmediatamente.

Cómo Tratarse Usted Mismo la Glucosa Baja en la Sangre

1. Determine su glucosa con un glucómetro si puede hacerlo. Si es menor de 70 mg/dl, vaya a los pasos 2 y 3. Si no puede practicar la prueba, vaya a los pasos 2 y 4.

2. Coma o beba algo con unos 15 g (1/2 onza) de carbohidratos. Los alimentos con 15 g de carbohidratos están enumerados en el cuadro de la página siguiente.

3. Espere de 15 a 20 minutos, luego practique la prueba de nuevo.

Si su glucosa se encuentra todavía por debajo de 70 mg/dl, repita los pasos 2 y 3. Si ha repetido los pasos 2 y 3 y su glucosa en la sangre se encuentra todavía por debajo de 70 mg/dl, llame al que le proporciona los cuidados de la diabetes, o haga que alguien lo lleve a un departamento de urgencias de un hospital. Puede necesitar ayuda para tratar su glucosa baja. O algo más puede estar causando los signos.

Si su glucosa se encuentra por encima de 70 mg/dl, deje de beber y/o comer los alimentos enumerados en el cuadro. Puede usted todavía sentir los signos de glucosa baja inclusive después de que su glucosa en la sangre se haya recuperado. Vaya al paso 4.

4. Si su siguiente alimento es después de una hora, tome una pequeña colación de carbohidratos y proteínas. Pruebe una rebanada de pan con mantequilla de cacahuete reducida en grasa o seis galletas con queso bajo en grasa.

Cómo Tener a Alguien Que Su Baja de Glucosa en la Sangre

Algunas veces no podrá tratar usted mismo su baja de glucosa en la sangre. Puede ser que no note los signos. O puede ser que la baja de glucosa haya hecho que esté demasiado confuso para tratarse usted mismo. Cualquiera que sea la razón, enseñe a alguien más *con anticipación* a tratarlo.

Conserve alimentos para tratar la glucosa baja en la sangre cerca de usted todo el tiempo. Coloque una lata pequeña de jugo en el cajón de su escritorio en el trabajo o en la escuela. Ponga tabletas o gel de glucosa en su bolsa y en la guantera de su automóvil. Avise a los demás de dónde la guarda.

Si se aplica insulina, adquiera un estuche de urgencia de glucagón. El que le proporciona los cuidados de la diabetes puede prescribir uno. El glucagón es una hormona que se elabora en el páncreas. El glucagón hace que el hígado libere glucosa en la sangre.

Un estuche de glucagón viene con una jeringa de glucagón e instrucciones para usarla. Conserve el estuche con usted. Diga a sus familiares, amigos y compañeros de trabajo en dónde lo guarda. Usted o un miembro de su equipo de atención de la salud pueden enseñarles cómo usarlo.

Si puede tragar
1. Tenga a alguien que lo haga comer o beber algo con carbohidratos.

Si no puede tragar o si pierde el conocimiento
1. Tenga a alguien que le inyecte glucagón en la parte anterior del muslo o en el músculo del hombro.
2. Tenga a alguien que lo voltee de lado. Esto evita sofocación si vomita por el glucagón. (Algunas personas sienten náuseas después del glucagón.)
3. Una vez que esté consciente, tome una colación de carbo-hidratos que no es pesada para el estómago. Intente seis galletas saladas. Siga con una colación de proteínas, como una rebanada de pechuga de pavo o de queso bajo en grasa.
4. Determine su glucosa en la sangre cada 30 a 60 minutos para asegurarse de que no vuelve a bajar su azúcar en la sangre.

Si no puede tragar y no dispone de glucagón O
si no puede tragar y nadie sabe cómo usar el glucagon
1. Tenga a alguien que llame una ambulancia al 911.
2. Tenga a alguien que humedezca la punta de su dedo, la sumerja en azúcar de mesa y frote la punta de su dedo cubierta de azúcar en el interior del carrillo hasta que se disuelva el azúcar, teni-endo cuidado de tener el dedo lejos de sus dientes. (Si tiene una convulsión, puede morder el dedo.)
O
Tenga a alguien que abra un tubo de crema batida para pasteles e inserte el extremo abierto dentro de su mejilla. Haga que la persona exprima una pequeña cantidad de crema batida en su boca y dé masaje a la parte externa de su mejilla.
3. Siga con el paso 2 hasta que llegue la ambulancia.

GLUCOSA ALTA

La glucosa elevada en la sangre se conoce como hiperglucemia. La glucosa elevada en la sangre es uno de los signos de diabetes. Tener la glucosa elevada en la sangre durante un largo tiempo puede dañar sus ojos, riñones, corazón, nervios y vasos sanguíneos.

Hay muchas causas de glucosa elevada en la sangre. Puede ser que haya usted comido demasiado alimento. Tal vez tomó muy pocas píldoras para la diabetes o se aplicó muy poca insulina o las omitió. Puede haberse sentido enfermo o estresado. Puede haber omitido su ejercicio habitual.

La elevación de la glucosa en la sangre es más difícil de sentir que la baja de glucosa en la sangre. Si su glucosa es muy alta, puede sentir algunos de los signos enumerados en el cuadro de esta página.

Puede ser que no pueda decir que su glucosa es demasiado alta por los signos únicamente. La única forma segura de saberlo es determinar su glucosa en la sangre. El resultado lo ayudará a decidir qué hacer.

Si su nivel de glucosa en la sangre se encuentra entre 180 y 240 mg/dl, el que le proporciona los cuidados de la diabetes puede aconsejarle que camine, realice algún otro ejercicio o que su siguiente colación sea más pequeña.

Si su nivel de glucosa en la sangre se encuentra entre 350 a 400 mg/dl (u otra cifra elevada establecida por su equipo), llame al que le proporciona los cuidados de la diabetes.

Si su nivel de glucosa en la sangre se encuentra por encima de 500 mg/dl, llame al que le proporciona los cuidados de la diabetes y pida a alguien que lo lleve al hospital inmediatamente.

SIGNOS DE ADVERTENCIA

Glucosa Alta en la Sangre

- Dolor de cabeza
- Visión borrosa
- Sed
- Hambre
- Malestar en el estómago
- Orina frecuente
- Piel seca, comezón
- Aliento afrutado

SHHN

El SHHN es una abreviación del síndrome hiperglucémico hiperosmolar no cetósico. Es un problema de elevación de la glucosa en la sangre y deshidratación severa que pone en peligro la vida. Cualquiera con diabetes tipo 2 puede desarrollar SHHN. Pero el

SHHN no sucede sin ninguna razón. Generalmente se desarrolla por algo más, como una enfermedad, un ataque cardíaco o quemaduras extensas.

En el SHHN, los niveles de glucosa aumentan y su cuerpo trata de eliminar el exceso de glucosa por la orina. Esto hace que su orina sea más espesa. Los líquidos son extraídos de todo su cuerpo para adelgazar la orina. Produce usted una gran cantidad de orina, y tiene que orinar más seguido. También desarrolla mucha sed. Si no puede tomar suficientes líquidos en este momento, puede deshidratarse.

Si continúa el SHHN, la deshidratación severa lleva a convulsiones, coma y eventualmente la muerte. El SHHN generalmente tarda días o inclusive varias semanas en desarrollarse. Cuando está usted enfermo, tome un vaso lleno de líquido (libre de alcohol y libre de cafeína) cada hora y determine la glucosa en su sangre más frecuentemente.

MONITORIZACIÓN PRACTICADA POR SU EQUIPO DE ATENCIÓN DE LA SALUD

Su equipo de atención de la salud monitoriza su salud y la forma en que está usted cuidando su diabetes. La frecuencia con la que usted necesita ver a los miembros de su equipo de atención de la

EJEMPLOS DE DETERMINACIONES DE HEMOGLOBINA GLICOSILADA	
Hemoglobina Glicosilada por Determiación de HbA$_{1c}$	Promedio del Nivel de Glucosa en la Sangre (mg/dl)
4	60
5	90
6	120
7	150
8	180
9	210
10	240
11	270
12	300
13	330

salud depende de su salud, sus objetivos de glucosa en la sangre y los cambios que deben hacerse a su plan de cuidados de su diabetes. La tabla en la página siguiente le da una idea de cuándo visitar a los que proporcionan los cuidados de la salud y qué pruebas esperar.

La mayoría de las personas con diabetes tipo 2 se practican dos exámenes regulares al año. Los exámenes regulares ayudan a su equipo de atención de la salud a detectar problemas lo más pronto posible. Durante una exploración física, los miembros de su equipo de atención de la salud examinan su

- Peso y estatura
- Presión arterial y pulso
- Ojos
- Boca, dientes y encías
- Cuello
- Corazón
- Abdomen
- Manos y dedos
- Pies
- Piel
- Sistema nervioso

Algunas veces, su equipo de cuidados de la salud ordena pruebas de laboratorio, como la hemoglobina glicosilada para medir su nivel promedio de glucosa en la sangre en los últimos dos a cuatro meses o un perfil de grasas en la sangre (lípidos) para determinar su colesterol total, colesterol LDL, colesterol HDL y triglicéridos. (Para ejemplos de las determinaciones de la hemoglobina glicosilada, ver el cuadro de esta página; para ejemplos de los valores del perfil de lípidos, ver el cuadro del perfil de grasas de la sangre [lípidos] en la pág. 123 del capítulo 5.)

FRECUENCIA RECOMENDADA DE EXÁMENES MÉDICOS Y ANÁLISIS					
	Cada 3 Meses	Cada 6 Meses	Cada Año	Cada 2–3 Años	Si es Necesario
Visitas Regulares*					
Si no se cumplen los objetivos	●				
Si se cumplen los objetivos		●			
Exploración Física			●		
Examen con la Pupila Dilatada			●		
Perfil de Lípidos					
Si el último resultado fue anormal			●		
Si el último resultado fue normal				●	
Hemoglobina Glicosilada					
Si no se cumplen los objetivos o si hay cambios de tratamiento	●				
Si se cumplen los objetivos		●			
Pruebas de Función Renal			●		
Análisis de Orina			●		
Pruebas de Función Tiroidea					●
Electrocardiograma					●

*Las visitas regulares incluyen determinación de su estatura, peso y presión arterial, examen de los pies, examen de los ojos y examen de todo lo que fue anormal en la visita previa.

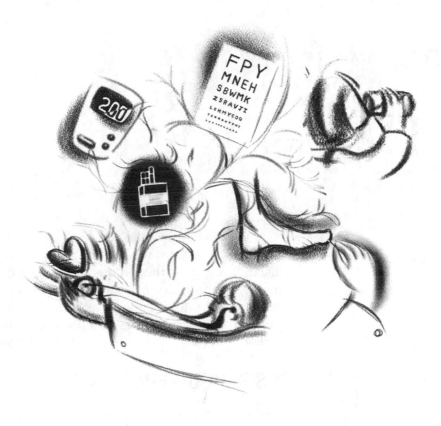

CAPÍTULO 5

COMPLICACIONES DE LA DIABETES

COMPLICACIONES DE LA DIABETES

La diabetes puede conducir a otros trastornos llamados *complicaciones de la diabetes*. Algunas pueden desarrollarse rápidamente, mientras que otras aparecen después de muchos años de diabetes. Las complicaciones pueden afectar sus vasos sanguíneos, corazón, cerebro, piernas y pies, ojos, riñones y nervios.

VASOS SANGUÍNEOS

Los enemigos de sus vasos sanguíneos son la glucosa elevada en la sangre, la presión arterial alta y la elevación de grasas de la sangre (colesterol y triglicéridos). Todas pueden dañar sus vasos sanguíneos. A menudo usted no notará ningún signo hasta que el daño esté ya hecho.

Cuando los vasos sanguíneos se dañan, se vuelven débiles, estrechos o se bloquean. Esto es llamado *aterosclerosis* o *endurecimiento de las arterias*. Pasa menos sangre a través de los vasos sanguíneos para nutrir las partes de su cuerpo con oxígeno. Cuando algunas partes de su cuerpo obtienen menos oxígeno, no funcionan bien y pueden dañarse o morir.

CORAZÓN

La disminución del flujo de sangre a su corazón puede causar dolor en el pecho durante el ejercicio (angina). El dolor desaparece después de descansar un minuto más o menos. La angina es señal de que su músculo cardíaco está trabajando mucho pero obteniendo muy poca sangre para su esfuerzo.

La angina puede aliviarse con medicinas (como nitratos—incluyendo la nitroglicerina—betabloqueadores, bloqueadores de los canales de calcio y vasodilatadores) que aumentan la cantidad de oxígeno que va al corazón o reducen la cantidad de oxígeno que necesita el corazón cuando está trabajando mucho. La cirugía puede ser necesaria cuando estos tratamientos no funcionan o cuando es probable que ocurra un ataque cardíaco.

A pesar de la disminución del flujo de sangre al corazón, algunas personas con diabetes pueden no presentar dolor en el pecho. Algunos inclusive pueden tener un ataque cardíaco severo y no sentir dolor. Esto sucede cuando los nervios que van al corazón están dañados como una complicación de la diabetes y no pueden transmitir el dolor.

Ocurre un ataque cardíaco cuando el flujo de sangre al corazón se detiene. El flujo de sangre puede bloquearse por la acumulación de grasa y colesterol en los vasos sanguíneos (aterosclerosis) que

---

SIGNOS DE ADVERTENCIA

Ataque Cardíaco

- Dolor prolongado, tensión, presión u opresión en el pecho
- Dolor que se extiende al cuello, hombros, brazos o mandíbula
- Falta de aire o hipo
- Sudoración
- Náuseas
- Mareo o desmayo

NOTA: Si tiene usted daño a los nervios del corazón, puede no presentar dolor.

llegan al corazón o por un coágulo atorado en alguno de los vasos sanguíneos. Parte del músculo cardíaco muere o se daña durante un ataque cardíaco.

Si ha sufrido un ataque cardíaco causado por un bloqueo en una arteria, puede necesitar cirugía. En la cirugía de derivación arterial, se toma una vena sana de otra parte del cuerpo y se sutura en la arteria bloqueada por arriba y por abajo del bloqueo. La sangre fluye entonces alrededor del bloqueo. En la angioplastia con láser, un rayo de láser derrite el bloqueo. En la angioplastia con balón, la parte estrecha de la arteria se dilata con un balón inflado. Para mantener la arteria abierta, el cirujano puede insertar un *stent*, que es como un tubo rígido pequeño. En la aterectomía, una arteria bloqueada se abre taladrando un agujero a través del bloqueo.

CEREBRO

La falta de flujo de sangre al cerebro puede causar un accidente cerebrovascular. El flujo de sangre puede interrumpirse por la acumulación de grasa y colesterol en los vasos sanguíneos (aterosclerosis) que van al cerebro. Este tipo de accidente cerebrovascular es un ataque isquémico. Es el tipo más frecuente.

Si el flujo de sangre al cerebro se interrumpe sólo un tiempo breve, es llamado ataque de isquemia transitoria o AIT. Su cuerpo puede liberar enzimas que disuelven el coágulo rápidamente y restablecen el flujo de sangre. Si usted tienen AIT frecuentes, es probable que presente un accidente cerebrovascular isquémico mayor.

SIGNOS DE ADVERTENCIA

Accidente Cerebro-Vascular o AIT

- Presenta súbitamente debilidad o falta de sensibilidad en la cara, un brazo o una pierna.
- Su vista dismimuye súbitamente, es borrows o se pierde.
- No puede usted hablar o no puede entender lo que otro está diciendo.
- Presenta un dolor de cabeza súbito.
- Se siente mareado o inestable o súbitamente cae al piso.

SÍNTOMAS

Daño a los Vasos Sanguíneos de las Piernas y Pies

- Calambres o tensión en una o en ambas piernas al caminar, llamada *claudicación intermitente*
- Pies frios
- Dolor en las piernas o pies estando en reposo
- Pérdida del vello de los pies
- Piel brillante
- Uñas gruesas en los dedos de los pies

Otro tipo de accidente cerebrovascular es un accidente hemorrágico. Ocurre cuando un vaso sanguíneo del cerebro deja salir sangre o se rompe. La causa más frecuente de accidentes cerebrovasculares hemorrágicos es la presión arterial elevada.

Si usted ha tenido un accidente cerebrovascular isquémico, pueden recetarle medicinas para prevenir que se formen nuevos coágulos o que un coágulo existente aumente de tamaño. Ocasionalmente, se practica cirugía (endarterectomía de la carótida) para eliminar un bloqueo de la arteria carótida en el cuello. Para un accidente cerebrovascular hemorrágico pueden prescribirle medicinas para reducir la presión arterial.

PIERNAS Y PIES

El daño a los vasos sanguíneos de las piernas y pies puede llevar a una mala circulación, gangrena y amputación. La mala circulación puede retardar la curación de las heridas e infecciones. Puede también causar gangrena seca, que es la muerte de los tejidos. La gangrena seca puede tratarse mejorando la circulación del pie. Se pueden tomar antibióticos para evitar que el área se infecte con bacterias. Si se presenta infección bacteriana, es gangrena húmeda. El único tratamiento de la gangrena húmeda es la amputación, que es la extirpación de los tejidos muertos. Podría significar perder un dedo, varios dedos, parte de un pie, todo el pie o inclusive una pierna.

La enfermedad temprana de los vasos sanguíneos puede tratarse con ejercicio, medicinas, cirugía de derivación arterial, angioplastia con láser, angioplastia con balón o aterectomía para abrir los vasos sanguíneos bloqueados.

OJOS

Las tres enfermedades principales de los ojos que la gente con diabetes puede desarrollar son retinopatía, cataratas y glaucoma. De las tres, la retinopatía es la más frecuente.

Retinopatía

La retina es el revestimiento de la parte posterior del ojo que percibe luz. Los vasos sanguíneos pequeños llevan oxígeno a la retina. La retinopatía daña estos vasos sanguíneos pequeños. Como resultado, la retina recibe menos oxígeno del que necesita, y los vasos sanguíneos aumentan de tamaño en un intento por obtener más oxígeno. Los dos tipos principales de retinopatía son no proliferativa y proliferativa.

Retinopatía no Proliferativa

En la retinopatía no proliferativa (o de fondo), los vasos sanguíneos pequeños de la retina se abomban y formas bolsas. Esto debilita los vasos sanguíneos, que pueden dejar salir un poco de líquido. Esta fuga generalmente no daña su vista. A menudo la enfermedad nunca se agrava.

Si la enfermedad se agrava, los vasos sanguíneos debilitados dejan salir una cantidad mayor de líquido. También dejan salir sangre y grasas. Esto hace que la retina se hinche. La hinchazón generalmente no daña su vista, a menos que ocurra en el centro de la retina.

El centro de la retina es la mácula. La mácula le permite ver los detalles finos. La hinchazón en la mácula se llama *edema macular*. El edema macular puede hacer que su vista sea borrosa, distorsionada, reducida y oscurecida.

La retinopatía no proliferativa se encuentra en una de cada cinco personas con diabetes tipo 2. La mayoría de las personas con diabetes tipo 2 no progresan a la retinopatía proliferativa.

Retinopatía

- Su vista se vuelve borrosa.
- Ve usted manchas flotantes.
- Ve usted una sombra o un área oscura.
- No puede ver las cosas que están a los lados de usted.
- Tiene dificultad para ver de noche.
- Tiene dificultad para leer.
- Las lincas rectas no se ven rectas.

Habitualmente no puede usted ver los signos tempranos de daño a su retina, pero su médico de los ojos puede.

Retinopatía Proliferativa

En la retinopatía proliferativa los vasos sanguíneos pequeños están tan dañados que se cierran. En respuesta, crecen muchos vasos sanguíneos muy pequeños en la retina. Al crecer estos nuevos vasos sanguíneos pequeños, se ramifican a otras partes del ojo

Estos cambios pueden no afectar a su vista. O estos cambios pueden hacer que tenga menos capacidad para ver las cosas a los lados de sus ojos. Puede usted también encontrar más difícil ver en la oscuridad y ajustarse al pasar de la luz a la oscuridad.

Los vasos sanguíneos nuevos son frágiles y pueden causar problemas. Pueden romperse y sangrar en el gel claro que llena el centro del ojo. Esto se conoce como *hemorragia en el vítreo*. Los signos más frecuentes de hemorragia en el vítreo son visión borrosa y manchas flotantes. Si no se trata, la hemorragia en el vítreo puede hacer que pierda su vista.

Los vasos sanguíneos rotos pueden hacer que se forme en la retina tejido de cicatriz. El tejido de cicatriz puede arrugar la retina y traccionarla fuera de su lugar. Una retina que ha sido traccionada en la parte posterior del ojo es una *retina desprendida*. Una retina desprendida hace que vea usted una sombra o un área oscura grande. Puede poner en peligro su vista.

La retinopatía diabética puede tratarse y curarse. El mejor tratamiento para la retinopatía es la cirugía con láser. Se utiliza el láser

SÍNTOMAS

Catarata

- Su visión está nublada, velada o borrosa.
- Piensa usted que necesita lentes.
- Sus lentes nuevas no lo ayudan a ver mejor.
- Es más difícil leer y hacer trabajos de cerca.
- Parpadea mucho para ver mejor.
- Siente que está viendo a través de un pedazo de vidrio turbio, un velo o una catarata.
- La luz del sol o de una lámpara parece demasiado brillante.
- En la noche, las luces delanteras de los otros automóviles producen más brillo que antes o se ven dobles o deslumbrantes.
- Su pupila, que generalmente es negra, se ve gris, amarilla, o blanca.
- Los colores se ven opacos.

para hacer pequeñas quemaduras en la retina. Esto parcha los vasos que tienen fugas, destruye los vasos sanguíneos extra y desalienta a los nuevos vasos frágiles para seguir creciendo.

El edema macular puede tratarse también con cirugía con láser. Además, los auxiliares para una visión deficiente, como lentes de aumento (para ver de cerca) y lentes telescópicos (para distancia) pueden ser útiles.

Cuando hay hemorragia en el vítreo o desprendimiento de la retina, puede necesitarse una vitrectomía. Una vitrectomía es una operación para eliminar los vasos sanguíneos rotos y el tejido de cicatriz, detener el sangrado, reemplazar parte del fluido del vítreo dentro del ojo con una solución salina, y, algunas veces, reparar la retina desprendida.

Cataratas

Una catarata enturbia el cristalino del ojo. El cristalino es generalmente claro y se encuentra detrás del iris (la parte coloreada de su ojo) y la pupila (la abertura oscura). El cristalino enfoca la luz hacia la retina. La turbidez del cristalino no deja que entre la luz. Las cataratas generalmente empiezan pequeñas. Algunas de ellas nunca molestan su vista. Otras bloquean la mayoría o toda su visión. La forma en que una catarata afecta su visión depende de tres cosas: 1) su tamaño; 2) su espesor, y 3) el sitio del cristalino en el que se encuentra. Debido a estas tres cosas, los signos de una catarata pueden variar.

Las cataratas pueden ser tratadas con cirugía. El cristalino turbio es extirpado y reemplazado con un cristalino claro de plástico.

Glaucoma

El glaucoma es la acumulación de líquido en el ojo. La acumulación de líquido produce aumento de la presión, que puede dañar su nervio óptico. Su nervio óptico dice a su cerebro lo que sus ojos ven. El líquido puede acumularse cuando el filtro que normalmente lo drena está tapado. Hay dos clases de glaucoma: glaucoma crónico de ángulo abierto y glaucoma agudo de ángulo cerrado.

Glaucoma Crónico de Ángulo Abierto

El glaucoma crónico de ángulo abierto es el tipo más frecuente. En este tipo, la presión del líquido aumenta lentamente durante muchos años. Habitualmente usted no lo nota. Puede sentir la presión aumentada en sus ojos, o sus ojos pueden lagrimear. Al agravarse el glaucoma, puede notar que su vista es ligeramente borrosa o nublada. Puede sentir que sus lentes deben cambiarse. Puede tener dificultad para ver en la oscuridad. Si no se trata, puede perder la vista.

Glaucoma Agudo de Ángulo Cerrado

El glaucoma agudo de ángulo cerrado es el tipo menos frecuente. En este tipo la presión aumenta rápidamente. Sus ojos duelen mucho. Tienen visión borrosa y lagrimeo. Ve usted halos de color alrededor de las luces brillantes. Puede inclusive vomitar. Si tiene usted cualquiera de estos signos, vaya a un departamento de urgencias de un hospital inmediatamente.

El glaucoma se trata con gotas para los ojos o píldoras que disminuyen la cantidad de líquido que produce el ojo. Otros dos

SÍNTOMAS

Insuficiencia Renal

- Sabor desagradable
- Falta de apetito
- Molestias gástricas
- Vómito
- Moratones fáciles

- Piernas inquietas
- Falta de sueño en la noche
- Fatiga durante el día
- Falta de concentración
- Retención de agua

tratamientos son la trabeculoplastia, en la cual un rayo láser destapa el filtro, y la trabeculectomía, en la cual el filtro tapado es rodeado creando una nueva abertura para que el líquido salga del ojo.

RIÑONES

Sus riñones limpian su sangre dejando pasar los desperdicios en la orina. La enfermedad renal, o nefropatía, es el daño a los vasos sanguíneos pequeños de los riñones que hacen la limpieza.

Las personas con diabetes tipo 2 tienen más probabilidad de desarrollar enfermedad renal si tienen también la presión arterial elevada. La combinación de niveles elevados de glucosa en la sangre y presión arterial alta puede hacer trabajar excesivamente y debilitar los vasos sanguíneos.

Los vasos sanguíneos que han trabajado en exceso y están debilitados pueden empezar a tener fugas. Algo que se fuga es una proteína llamada albúmina. Una pequeña cantidad de albúmina en la orina es el primer signo de daño renal. Al fugarse cada vez más albúmina en la orina, el nivel de albúmina en la sangre disminuye.

Una función de la albúmina es mantener el agua en la sangre. Si no hay suficiente albúmina en la sangre el agua sale de los vasos sanguíneos. El agua puede terminar en los tobillos, el abdomen y el pecho. Esto se llama edema. El agua en estos lugares puede ser el primer signo de que algo está mal con sus riñones.

Después de un tiemp0o, algunos de los vasos sanguíneos que dejan salir líquido dejan de funcionar súbitamente. Esto hace que los vasos sanguíneos todavía buenos trabajen más. Al principio, los vasos sanguíneos buenos trabajan más para compensar a los que han dejado de funcionar. Luego ellos también dejan de funcionar. Mientras más vasos sanguíneos dejan de funcionar, menos quedan para hacer el trabajo. Eventualmente ninguno de los vasos sanguíneos son capaces de eliminar los desechos. Los desechos se acumulan en la sangre.

Los desechos en la sangre aumentan a niveles tóxicos cuando los vasos sanguíneos de los riñones no filtran ya. Esto es insuficiencia renal o enfermedad renal terminal.

Una persona con insuficiencia renal necesita un trasplante renal o diálisis. En un trasplante renal, la persona obtiene un riñón nuevo de otra persona. En la diálisis, una solución o un aparato limpian la sangre.

NERVIOS

El daño a los nervios, o neuropatía, es muy frecuente en la gente con diabetes tipo 2. La neuropatía puede afectar cualquiera de los nervios fuera del cerebro y de la médula espinal. Éstos son nervios periféricos. Hay tres tipos de nervios periféricos: motores, sensoriales y autonómicos. Los nervios motores controlan los movimientos voluntarios de los músculos. Los nervios sensoriales le permiten sentir y tocar. Los nervios autonómicos controlan las actividades involuntarias, como la digestión. También le permiten recibir señales como una vejiga llena, y en los hombres estos nervios controlan la capacidad para tener una erección. Hay muchos tipos de neuropatía.

Polineuropatía Simétrica Distal

La polineuropatía simétrica distal es el daño a los nervios de los pies y piernas y algunas veces de las manos. Es la forma más frecuente de neuropatía. La gente con este tipo de neuropatía puede tener adormecimiento o pérdida de la sensibilidad; debilidad muscular; sensaciones de hormigueo; dolor agudo o punzante; dolor con el contacto con las sábanas o la ropa; la sensación de insectos que caminan en la piel; o la sensación de caminar en una superficie extraña.

El objetivo principal del tratamiento de la polineuropatía simétrica distal es el alivio del dolor. Un mejor control de sus niveles de glucosa en la sangre, utilizando una unidad TENS (estimulación nerviosa eléctrica transcutánea), o usando cremas tópicas o tomando píldoras puede disminuir el dolor.

Pie o Articulación de Charcot

El pie de Charcot, llamado también *artropatía neuropática*, generalmente empieza con pérdida de la sensibilidad en el pie, hinchazón súbita, enrojecimiento y calor. Pero lo que puede usted notar primero es que no puede ponerse el zapato. Si tiene estos síntomas, no apoye sobre el pie y vea a su médico inmediatamente. El tratamiento temprano del pie de Charcot es crucial; si continúa caminando sobre el pie, los huesos del arco y del tobillo se fracturan y colapsan. Esto causa un pie deformado.

El tratamiento temprano puede detener la degradación del hueso y promover la curación. El pie generalmente se pone en un yeso de tres a cuatro meses. Esto evita que la articulación se mueva y mantiene el peso lejos del pie. Después, al curar el pie, puede usar zapatos extra profundos o moldeados. La cirugía puede restablecer un pie deformado.

Neuropatía Craneana

La neuropatía craneana afecta los nervios que controlan la visión, los movimientos de los ojos, la audición y el sabor. Puede producir dolor facial y parálisis temporal de los músculos de los ojos o partes de la cara. Generalmente desaparece sin tratamiento.

Neuropatía Autonómica

La neuropatía autonómica puede afectar los nervios que controlan su corazón, pulmones, vasos sanguíneos, estómago, intestinos, vejiga y órganos sexuales.

Corazón, Pulmones y Vasos Sanguíneos

El daño a los nervios del corazón, pulmones y vasos sanguíneos puede afectar a su frecuencia cardíaca y su presión arterial. Su corazón puede latir fuerte y rápido inclusive cuando está en reposo. Puede usted sentirse mareado o que va a desmayarse al pararse rápidamente. Esto se debe a que su presión arterial disminuye. Su presión arterial puede aumentar cuando está dormido y disminuir cuando está de pie. Puede usted tener un ataque cardíaco indoloro.

Las medicinas de prescripción pueden controlar su presión arterial. Además, puede intentar ponerse de pie lentamente cuando se levanta de la cama, evitar estar parado durante períodos prolongados y elevar su cabeza para dormir.

Estómago

El daño a los nervios de su estómago puede afectar la digestión retardando la capacidad de vaciamiento del estómago. Puede usted sentirse distendido inclusive después de una comida pequeña, y con náuseas. Puede vomitar alimento que comió más de una comida antes. El tratamiento puede implicar comer seis o más comidas líquidas pequeñas; consumir alimentos más ricos en fibra y bajos en grasa, y tomar medicinas de prescripción que estimulan al estómago a vaciarse.

Intestinos

El daño a los nervios de sus intestinos puede producir diarrea o estreñimiento. Estos trastornos pueden aliviarse con medicinas de prescripción o que pueden obtenerse sin receta que el que le proporciona los cuidados de la salud recomiende. Tomar más agua y consumir alimentos más ricos en fibra puede ser todo lo que necesita para el estreñimiento.

Vejiga

Si los nervios de su vejiga están dañados, no podrá saber cuándo está llena de orina su vejiga. Puede usted gotear o mojarse. La orina que permanece en su vejiga puede causar una infección del tracto urinario.

El tratamiento de este trastorno generalmente requiere que orine cada tres o cuatro horas cuando está despierto, inclusive si siente que no necesita orinar. Después de orinar, presione el abdomen inferior para ayudar a vaciar la vejiga. Otros tratamientos incluyen el uso de un catéter, medicinas de prescripción y cirugía.

Órganos Sexuales

El daño a los órganos sexuales puede causar impotencia en los hombres y resequedad vaginal y pérdida de la sensibilidad en las mujeres. La impotencia puede tratarse en varias formas: con inyecciones de medicinas; con el uso de auxiliares externos para la erección, como un dispositivo de vacío que succiona sangre al pene, o con implantes peneanos. En algunos casos, su médico puede prescribir la medicina Viagra®. Sin embargo, si tiene usted presión arterial alta o baja, si ha tenido un accidente cerebrovascular, o si tiene problemas con su corazón, riñones, o hígado, esta medicina probablemente no se prescriba. La resequedad vaginal puede tratarse con lubricantes o cremas de prescripción o que pueden obtenerse sin receta.

Mononeuropatía por Compresión

La mononeuropatía por compresión es el daño a un nervio. El daño ocurre cuando el nervio es presionado contra el hueso, cartílago u otros órganos.

El síndrome del túnel del carpo es la mononeuropatía por compresión más frecuente. Ocurre cuando el nervio mediano, que inerva la sensibilidad de la mano, es comprimido en la muñeca

FORMAS DE PREVENIR LAS COMPLICACIONES

	Vasos Sanguíneos	Corazón	Cerebro	Piernas y Pies	Ojos	Riñones	Nervios
Controlar la glucosa	●	●	●	●	●	●	●
Dejar de fumar	●	●	●	●	●		●
Controlar la hipertensíóns	●	●	●	●	●	●	●
Disminuir el colesterol alto	●	●	●	●	●		●
Ejercicio regular	●	●	●	●			
Mantener un peso saludable	●	●	●	●			
Exámenes médicos regulares	●	●		●	●	●	●
Beber menos alcohol	●	●	●	●			●
Reducir el estrés	●	●	●		●	●	

por tejido conectivo engrosado. Los síntomas incluyen adormecimiento, hinchazón y hormigueo en los dedos, con o sin dolor.

El tratamiento del síndrome del túnel del carpo incluye un mejor control de su glucosa en la sangre, férulas en las muñecas, medicinas de prescripción o cirugía para remover los tejidos que comprimen al nervio. Si no se trata, el síndrome del túnel del carpo puede volverse permanente e incapacitante.

PRESIÓN ARTERIAL

Las personas con diabetes tienen mayor probabilidad de tener presión arterial alta, o hipertensión, que las personas sin diabetes. La presión arterial alta generalmente no produce síntomas. La única forma de saber si usted tiene presión arterial alta es determinarla. Su presión arterial debe determinarse cada vez que usted visita al que le proporciona los cuidados de la diabetes.

La presión arterial se reporta con dos cifras. La primera cifra es la presión sistólica. La presión sistólica es la fuerza de la sangre cuando su corazón se contrae. La segunda cifra es la presión diastólica. La presión diastólica es la fuerza de la sangre cuando su corazón se relaja.

Una determinación de «120 sobre 80» significa una presión sistólica de 120 y una presión diastólica de 80. Se escribe 120/80 mmHg (milímetros [mm] de mercurio [Hg]).

Si usted encuentra que su presión arterial es alta, usted y su equipo de atención de la salud pueden tomar medidas para controlarla. Su equipo de atención de la salud tratará primero de encontrar la causa de su presión arterial alta.

¿CÓMO ES SU PRESIÓN ARTERIAL?

	Determinación de la Presión Arterial (en mmHg)
Presión arterial normal	Menos de 130/85
Presión arterial normal alta	De 130/85 a 139/89
Hipertensión leve	De 140/90 a 159/99
Hipertensión moderada	De 160/100 a 179/109
Hipertensión severa	De 180/110 a 209/119
Hipertensión muy severa	Más de 210/120

Algunas veces hay una causa específica, como un problema renal, un trastorno hormonal, el embarazo o el uso de píldoras anticonceptivas. Cuando la presión arterial alta está relacionada con una causa específica, se llama *hipertensión secundaria*. Si usted tiene hipertensión secundaria, el que le proporciona los cuidados de la salud tratará primero la causa.

La mayoría de las veces no hay una causa obvia de la presión arterial alta. Cuando no hay una causa obvia se llama *hipertensión esencial*. Si usted tiene hipertensión esencial, hay cosas que puede hacer para que la presión arterial disminuya sin tomar medicinas.

Mucha gente puede disminuir su presión arterial bajando de peso con dieta y ejercicio. Algunas personas pueden disminuir la presión arterial disminuyendo la sal en su alimentación o evitando el alcohol. Otras veces se necesitan medicinas para la presión arterial.

Las medicinas para la presión arterial más frecuentemente utilizadas en personas con diabetes son los inhibidores de la ECA (enzima convertidora de la angiotensina), los bloqueantes de los receptores-alfa1, los antagonistas del calcio y los diuréticos tiazídicos en dosis bajas.

Estas medicinas para la presión arterial no aumentan los niveles de glucosa en la sangre, pero todas tienen efectos secundarios. Pregunte al que le proporciona los cuidados para la diabetes o al farmacéutico respecto a ellas.

GRASAS DE LA SANGRE

Las grasas de la sangre incluyen el colesterol y los triglicéridos. Las personas con diabetes a menudo tienen niveles elevados de grasas en la sangre. Conozca cuáles son sus niveles de grasas en la sangre.

Determine las grasas en su sangre por lo menos una vez al año, o más a menudo si el que le proporciona los cuidados de la diabetes lo recomienda. Si usted encuentra que sus niveles de grasas en la sangre están elevados, intente los siguientes pasos para disminuirlos:

- Controle su diabetes.
- Baje de peso si es necesario.
- Disminuya la grasa en su dieta.

- Reemplace las grasas saturadas por grasas insaturadas.
- Consuma menos alimentos ricos en colesterol.
- Consuma más alimentos ricos en fibra.
- Practique ejercicio regularmente.
- Deje de fumar.

Perfil de Grasas de la Sangre (Lípidos) (mg/dl)			
	Deseable	Limítrofe	Alto
Colesterol LDL	Menos de 100	100–129	130 o más
Colesterol HDL	Más de 45	35–45	35 o más
Triglicéridos	Menos de 200	200–399	400 o más

Enfrentando las Complicaciones

Si usted tiene una complicación, conozca todo lo que pueda de ella. Mientras más conozca respecto a su complicación, más control sentirá.

Hable con familiares y amigos. Dígales lo que está pasando y lo que pueden hacer para ayudarlo.

Busque consejo. Si usted encuentra que es difícil hablar con sus familiares y amigos, puede querer obtener consejo de una trabajadora social o de un psicólogo.

Únase a un grupo de apoyo. Otras personas que tienen sus complicaciones pueden darle apoyo moral. Y usted puede obtener nuevas ideas respecto a las opciones de tratamiento o los especialistas. El que le proporciona los cuidados de la diabetes o el capítulo local de la American Diabetes Association pueden ayudarle a encontrar un grupo de apoyo.

Vea a un especialista. Piense respecto a ver un especialista que se dedique a su complicación. El que le proporciona los cuidados de la diabetes puede referirlo a uno.

Pregunte respecto a los tratamientos. ¿Cuáles son los tratamientos? ¿Cuáles son los efectos secundarios de los tratamientos? ¿Cuánto cuestan estos tratamientos? ¿Con qué frecuencia necesitaré tratamientos? ¿Necesitaré nuevas medicinas después del tratamiento? ¿Cuántos pacientes con este problema ha tratado usted? ¿Qué ha pasado con esos pacientes?

Trate de obtener una segunda opinión. Verifique con su compañía de seguros. Podría cubrir una segunda opinión.

Busque organizaciones que se dediquen a su complicación. Organizaciones como la National Kidney Foundation, la American Foundation for the Blind, y la National Amputation Foundation tienen programas y servicios. Para mayor información sobre estas organizaciones, vea RECURSOS al final de este libro.

Piense positivamente. Tener buenos pensamientos respecto a usted mismo y respecto a las cosas de la vida pueden hacerlo más feliz, inclusive durante más tiempo. Pensar demasiado en las cosas que a usted no le gustan o que lo atemorizan sólo hace que sea más difícil vivir con las complicaciones para usted y para sus seres queridos.

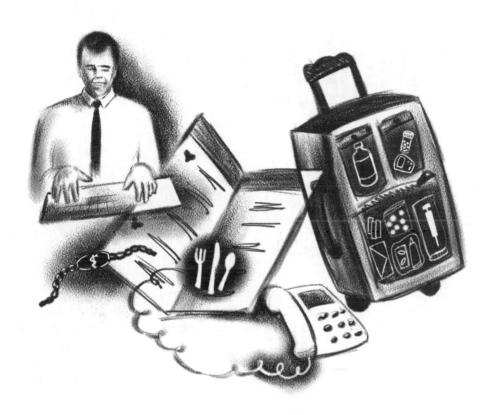

CAPÍTULO 6

ESTILO DE VIDA

ESTILO DE VIDA

EMPLEO

Las personas con diabetes pueden ser discriminadas (tratadas injustamente) en el trabajo. La discriminación puede ocurrir en cualquier aspecto del empleo, incluyendo los procedimientos para las solicitudes, contratación, entrenamiento, pagos, beneficios, promociones, tenencia, ausencias, préstamos y despidos.

Si está usted buscando un empleo, esperando una promoción o decidiendo si decir a su jefe que le han diagnosticado diabetes, el primer paso para tener un tratamiento justo es conocer sus derechos.

No tiene que decir a un patrón potencial que tiene diabetes. Pero si decide hablar de su diabetes durante una entrevista, enfatice las cosas positivas. Refiérase a los premios que ha ganado en empleos previos y otros ejemplos de su trabajo y habilidades. Si no ha utilizado muchas ausencias por enfermedad, señale eso también.

El patrón potencial puede no preguntar respecto a su salud o pedirle un examen médico antes de ofrecerle un empleo. Sin embargo, algunos trabajos requieren que todos los empleados tengan un examen médico después que son contratados.

Si le van a practicar un examen médico en su empleo, no cambie su plan de tratamiento antes del examen. Los cambios en la rutina pueden afectar su control de la diabetes. Debe estar consciente de que el médico de la compañía probablemente no sea un especialista en cuidados para la diabetes. Puede usted querer señalar las medidas que toma para mantener el control de su diabetes. En algunos empleos pueden requerir que muestre usted que tiene un buen control de la glucosa y diseñar un plan para mantener ese control en el trabajo.

Se permite al patrón rescindir una oferta de empleo por los resultados de un examen médico—pero únicamente si la razón está relacionada con el trabajo.

Si no le piden decir a su patrón que tiene diabetes como parte de un examen médico o proceso de licencia, entonces, depende completamente de usted decirlo. Pero hay algunas ventajas en decírselo a su patrón, a sus compañeros o a todos ellos. Ser abierto respecto a su diabetes puede mostrar a los demás que la gente con diabetes son empleados seguros y responsables. Si se aplica insulina, puede ayudar si sus compañeros saben cómo reconocer, y tal vez tratar, una baja de glucosa en la sangre. Además, si necesita hacer cambios en su horario de trabajo debido a su diabetes, su patrón puede ser más comprensivo respecto a sus necesidades.

Otra razón importante para decirlo a la gente es que es la única forma en que quedan protegidos sus derechos por el American with Disabilities Act de 1990. La American with Disabilities Act es una ley de derechos civiles que protege los derechos de empleo de la gente con diabetes que se consideran incapacitados. Usted es considerado incapacitado si alguna de estas afirmaciones es verdadera:

1. La diabetes limita en forma importante una o más de las actividades mayores de su vida. Algunas actividades mayores de la vida incluyen, pero no están limitadas a, ver, oír, hablar, caminar, respirar, hacer trabajos manuales, aprender, cuidarse y trabajar.

2. Tiene usted un registro de una incapacidad si una vez la diabetes limitó en forma importante una o más de sus actividades mayores de la vida.
3. Su patrón considera que usted está incapacitado porque tiene diabetes. No importa cómo lo afecte actualmente la diabetes.

Bajo esta ley, su patrón no puede discriminarlo si está calificado para el trabajo y si puede hacer su trabajo con o sin «acomodo razonables». Los acomodos significan que su patrón puede hacer cambios en su trabajo, en el área de trabajo y el horario, o proporcionar equipo o entrenamiento para ayudarlo a hacer el trabajo. El patrón es requerido para hacer acomodos a menos que causen un «problema excesivo» porque es muy difícil o costoso hacerlos.

Los patrones no tienen que darle más días de ausencia por enfermedad que a otros trabajadores. Sin embargo, bajo la Family and Medical Leave Act, tiene usted derecho a 12 semanas de ausencia sin salario al año para dedicarse a los cuidados de su diabetes o de un familiar. Esta ausencia puede tomarse en pequeños bloques cada vez.

Además, los patrones no tienen que darle preferencia sobre otras personas igualmente calificadas que solicitan el trabajo. Pueden escoger al que creen que puede realizar un mejor trabajo. Sin embargo, un patrón tendrá problemas si contrata a alguien menos calificado al mismo tiempo que rechaza a una persona más calificada que tiene diabetes.

Si usted es rechazado para un puesto, pida una explicación por escrito. Guarde copias del anuncio del trabajo y de su solicitud para el trabajo. Escriba notas de sus conversaciones y reuniones con patrones potenciales, incluyendo fechas, horas, lugares, nombres de los presentes y los temas discutidos.

La American with Disabilities Act se aplica a compañías privadas, gobiernos estatales y locales, agencias de empleo y sindicatos de trabajo. El acta no se aplica a patrones con menos de 15 trabajadores, tribus de americanos nativos, clubs privados exentos de impuestos y al Gobierno federal. La gente que trabaja para el Gobierno federal o para organizaciones que obtienen fondos federales está protegida por la Federal Rehabilitation Act de 1973. Además, todos los estados tienen sus propias leyes de derechos del trabajo. Algunas de estas leyes proporcionan inclusive más protección que las leyes federales.

La discriminación del trabajo puede ser difícil de probar. Si usted piensa que un patrón lo ha discriminado debido a su diabetes, siga estos pasos:

- Trate de solucionar el problema hablando directamente con el patrón.
- Obtenga ayuda de un sindicato o grupo de empleados.
- Hable con un abogado. Con una llamada telefónica o una carta, un abogado puede ser capaz de resolver el problema rápidamente, haciendo innecesaria una demanda.
- Entable la demanda en la Equal Employment Opportunity Office(EEOC), su agencia estatal de antidiscriminación, o para trabajadores federales, su agencia es la Equal Employment Opportunity Office. Debe entablar una demanda antes de ir a la corte, y el tiempo para hacerlo es muy corto. Puede usted llamar a la EEOC al 1-800-669-4000.
- Si le piden dejar su trabajo, busque otro trabajo. Si su caso va a la corte, la corte puede querer ver que usted puede y quiere trabajar.

Si usted gana su caso, el patrón generalmente debe colocarlo en el puesto que hubiera tenido, pagarle los sueldos atrasados (la suma de los sueldos que ha perdido) y otros daños, y pagar sus gastos y honorarios de abogados. Para mayor información, contacte a la American Diabetes Association en el 1-800-DIABETES (342-2383) y solicite el paquete de la ADA sobre Employment Discrimination.

VIAJES

En alguna ocasión querrá o necesitará hacer un viaje. Puede ir adonde usted quiera. Sólo necesita un poco de planeación para manejar su diabetes. La forma de prepararse depende de a dónde va y por cuánto tiempo. Es importante planear con anticipación.

Planeando con Anticipación

- Antes de un viaje largo, asista a un examen médico para asegurarse de que está bien.
- Aplíquese cualquier vacuna—si las necesita—por lo menos un mes antes de salir.

- Obtenga una carta del que le proporciona los cuidados de la diabetes que diga que tiene usted diabetes. Asegúrese de que la carta enumera las medicinas, como píldoras para la diabetes o insulina que usted toma o se aplica, o los accesorios, como glucómetro o jeringas, que usted usa. Debe señalar también alergias o reacciones adversas a alimentos y medicinas que pueda tener. Esta carta le ahorra muchos problemas cuando pasa las aduanas y facilita las cosas si usted se enferma en el viaje.
- Obtenga una prescripción del que le proporciona los cuidados de la salud para insulina o píldoras para la diabetes. Inclusive si no necesita una prescripción en su estado, puede necesitarla en otros estados o en el extranjero. Esté preparado para que siempre pueda conseguir insulina, jeringas o píldoras para la diabetes si las necesita.
- Si usted viaja en Estados Unidos, lleve consigo una lista de afiliados a la American Diabetes Association (ver RECURSOS). Pueden referirlo a los que proporcionan los cuidados de la salud en el área.
- Si realmente está en problemas, siempre puede ir a un departamento de urgencias de un hospital o a un centro de cuidados urgentes o rápidos en Estados Unidos.
- Si viaja a otro continente, escriba solicitando una lista de los grupos de la International Diabetes Federal (ver RECURSOS). Puede querer también solicitar una lista de los que proporcionan cuidados para la salud que hablan inglés (ver RECURSOS). Si ocurre una urgencia durante el viaje y no tiene esa lista, contacte con el consulado americano, American Express o escuelas de medicina locales para solicitar una lista de los que proporcionan los cuidados para la salud.
- Lleve una I.D. (identificación) médica en el brazalete o en el cuello que indique que usted tiene diabetes.
- Si sale del país, trate de saber cómo decir «Tengo diabetes» y «Azúcar o jugo de naranja, por favor» en el idioma de las áreas que va a visitar. Escriba las frases y llévelas con usted. Puede señalarlas si tiene dificultad para pronunciarlas.

Qué Empacar

Empaque el doble de medicinas y accesorios para las pruebas en la sangre de lo que piensa que va a necesitar, porque siempre es mejor tener más que no tener suficiente. Empaque la mitad en una bolsa que usted llevará todo el tiempo. Otras cosas para llevar en esta bolsa incluyen:

- La carta del que le proporciona los cuidados para la diabetes expresando que usted tiene diabetes.
- Recetas para píldoras para la diabetes, insulina y otras medicinas.
- Píldoras para la diabetes.
- Insulina.
- Jeringas, inyectores de presión, plumas o bomba de insulina.
- Otras medicinas.
- Glucómetro.
- Tiras reactivas.
- Lancetas.
- Alcohol (si lo usa).
- Algodón o pañuelos desechables.
- Baterías de repuesto para el glucómetro.
- Estuche de glucagón.
- Tabletas o gel de glucosa.
- Bocadillos, como queso y galletas, jugo y fruta.

Viajando con Insulina

Empaque la insulina en maletas que la protejan del calor o frío extremos. Por ejemplo, si viaja en automóvil en el verano, guarde la insulina en un contenedor aislado, con hielo, en una bolsa o «hielo azul» (pero no permita que se congele la insulina), un lienzo húmedo frío o algún otro agente refrescante. La guantera de su automóvil y la cajuela pueden calentarse demasiado. Las mochilas y las bolsas de las bicicletas pueden también calentarse mucho en la luz del sol directa.

Si viaja en avión y cambia de horarios, aquí está una regla general: si viaja al oriente tendrá un día más corto; por lo tanto, si se inyecta insulina, puede necesitar menos. Por otro lado, si viaja al occidente tendrá un día más largo y puede requerir más insulina. Si tiene preocupación respecto a los ajustes de insulina al cruzar zonas con cambios de horarios, lleve los datos de horarios de vuelo de su viaje al que le proporciona los cuidados para la diabetes junto con la información de las zonas de cambios de horarios.

Diseñe los ajustes apropiados en las insulinas de acción intermedia, prolongada o corta para los días de viaje. Éstos pueden depender de su horario de alimentos y planes de sueño y actividades al llegar a su destino. La automonitorización de la glucosa durante el viaje lo ayudará a tomar decisiones informadas.

Las insulinas que se venden en el extranjero pueden diferir de la U-100 que se utiliza en Estados Unidos. Si usted compra insulina en otro continente, puede ser una potencia diferente (U-40 o U-80). Necesitará comprar jeringas que compaginen con la insulina para evitar aplicarse una dosis equivocada. Si usted usa jeringas U-100 para insulina U-40, se aplicará mucho menos insulina de la prescrita. Si usted usa insulina U-100 en una jeringa U-80 se aplicará demasiada insulina. Compagine la jeringa con la insulina.

COMIENDO FUERA

Ahora, cada vez más gente come en restaurantes. Los propietarios de restaurantes están más conscientes de la salud. La mayoría de menús tienen platillos «dietéticos» o «saludables». Todos los lugares para comer ofrecen sustitutos de azúcar y bebidas dietéticas. La mayoría sirven jugo de fruta y café descafeinado. Algunos tienen aderezos para ensaladas reducidos en calorías, leche baja en grasa o descremada, y sustitutos de la sal. También es fácil encontrar ensaladas, pescado y mariscos, verduras, alimentos al horno o a la parrilla, o pan de trigo integral.

Más restaurantes están ofreciendo menús con información de las calorías y nutrientes o proporcionan esta información si la solicita. Si usted lo pide, los *chefs* pueden crear algunas veces platillos bajos en grasa para usted. Algunos cocineros remueven la piel de un pollo, omiten mantequilla extra en el platillo, asan en lugar de freír y sirven las salsas a un lado. Hay restaurantes que le permiten ordenar porciones pequeñas a menores precios. Todos estos avances hacen más fácil adaptar los alimentos de los restaurantes a su plan de alimentación.

Pregunte a su dietista o al que le proporciona los cuidados de la salud respecto a comer fuera. Conozca cuál parte de su plan de alimentación es la más importante de seguir. Para algunos, disminuir las calorías es lo más importante, pero para otros, puede ser evitar la grasa y consumir alimentos ricos en fibra. Trate de seguir su plan de alimentación lo más posible. Aquí están algunas sugerencias.

Sugerencias para la Mesa

- Si puede, escoja un restaurante que ofrezca una amplia variedad de selecciones.
- Si no conoce los ingredientes de un platillo o el tamaño de la ración, pregunte.
- Trate de consumir el mismo tamaño de raciones que en casa. Si las raciones son demasiado grandes, use una bolsa para llevar antes de empezar a comer, o comparta porciones con su compañero de mesa.
- Coma lentamente. Tómese el tiempo suficiente para saborear cada bocado.
- Pida que cocinen el pescado o la carne con poca grasa.
- Pida que le sirvan la crema agria o la mantequilla para la papa al horno a un lado, o que no se la agreguen.
- Si lleva una dieta baja en sodio o está tratando de disminuir la sal, pida que no le agreguen sal a sus alimentos.
- Pida que las salsas y aderezos los sirvan a un lado.
- Evite alimentos empanados o fritos. Si el alimento llega empanado, puede quitarle la cubierta exterior o regresarlo si usted lo ordenó específicamente sin empanizar.
- Use el menú en forma creativa. Por ejemplo, ordene el plato de frutas o el melón del desayuno como postre en la comida.
- Pida sustituciones, como requesón bajo en grasa, papa al horno o inclusive una doble porción de vegetales en lugar de papas fritas.
- Pregunte respecto a los alimentos bajos en calorías, como aderezos de ensaladas, inclusive si no están en el menú.
- Sustituya las bebidas alcohólicas por bebidas bajas en calorías o libres de calorías.

Puede ser útil llamar por teléfono anticipadamente. Cuando hace la reserva, es posible pedir, por ejemplo, que le preparen sus platillos con aceite vegetal y poca sal, y que lo asen en lugar de freírlo. Recuerde, usted es el cliente; usted es el que paga la cuenta. Está bien si pide lo que necesita.

SELECCIONES SALUDABLES CUANDO COME FUERA

	Seleccione	Evite
Aperitivos	Jugo de tomate, jugo no endulzado Caldo claro, *bouillon*, consomé Vegetales crudos Fruta fresca, sin endulzar Mariscos frescos al vapor	Jugos endulzados Sopas cremas, sopas espesas Vegetales marinados Cocktail de frutas enlatado Mariscos fritos o empanizados
Huevos	Pasados por agua o hervidos	Fritos, revueltos, con crema
Ensaladas	Vegetales mixtos requesón	Ensalada de col Fruta entatada o ensaladas con gelatina
Panes	Rollos de granos enteros, galletas, bizcochos, panes	Follos dulces, pastel de café, cuernos
Papas, Pasta, Arroz	Papas al horno, hervidas o al vapor	Papas fritas, con crema, escalopadas, o gratinadas
Grasas	Aderezo para ensalada bajo en grasa Crema agria o yogur bajo en grasa	Aderezo para ensaladas normal Crema agria normal Salsa para la carne, salsas cremosas
Verduras	Crudas, estofadas, al vapor, o hervidas	Con crema, escalopadas, o gratinados
Carne, Aves, Pescado	Asada, al horno o a la parrillo Carnes magras quitando la piel y la grasa	Fritas, con harina o empanizadas Carnes curadas, carnes de órganos Estofados y caserolas Salsa de carne, salsas cremosas
Postres	Fruta fresca o jugo de fruta Yogur congelado sin grasa o bajo en grasa	Frutas endulzadas Budin, flan, pasteles
Bebidas	Café, té (descafeinado) Leche descremada Soda dietética Agua	Chocolate en leche, cocoa Malteadas Refrescos regulares

Si usted prefiere las selecciones saludables del menú del restaurante, hágalo saber al gerente. Si quisiera ver más selecciones bajas en calorías y bajas en colesterol en el menú, dígalo. Los restaurantes, como cualquier negocio, saben lo que usted quiere si se lo dice.

Comer a Tiempo

Si toma píldoras para la diabetes o se aplica insulina, ordenar los alimentos correctos no es su única preocupación. Necesita pensar acerca de la hora en que va a comer, también. Comer aproximadamente a la misma hora todos los días ayuda a mantener sus niveles de glucosa en la sangre más uniformes.

- Si come con otros, pregúnteles si no les importa comer en su hora habitual.
- Trate de evitar las horas más ocupadas en los restaurantes para que espere menos.
- Pregunte si las órdenes especiales tardan más tiempo para prepararse y servirse.
- Si su comida va a ser más tarde de lo habitual, tome una fruta o un pan en la hora habitual de su alimento.
- Si la cena va a ser muy tarde, tome su colación de la noche antes de la cena.

Comidas Rápidas

Actualmente los restaurantes de comidas rápidas están ofreciendo selecciones más saludables—como ensaladas, papas al horno, chili y pollo a la parrilla—que hacen más fácil adaptar las comidas rápidas a un plan de alimentación saludable. Pero todavía hay muchas selecciones de comidas rápidas ricas en grasa y altas en calorías. Tenga cuidado con lo que ordena. Es posible consumir toda la grasa, sal y calorías de un día en una sola comida rápida.

Siga las guías de su dietista o del que le proporciona los cuidados de la salud. Puede estar contando las calorías, los gramos de carbohidratos o los gramos de grasa. Si no le han proporcionado guías, trate de tener en mente estas reglas generales: 1) consuma una variedad de alimentos en cantidades moderadas; 2) limite su consumo de grasa, y 3) vigile la cantidad de sodio en las selecciones de alimentos.

Muchos restaurantes de comidas rápidas pueden proporcionarle la información nutricional de sus alimentos, si usted la pide. Conociendo el valor nutricional de las comidas rápidas, puede seleccionar alimentos que se adapten a su plan de alimentación. Si hace comidas rápidas en uno de sus alimentos, trate de consumir alimentos bajos en grasa, como frutas y vegetales en las otras comidas del día. Aquí están algunos consejos que lo ayudan a seleccionar bien:

- Para el desayuno pruebe un pan tostado o bollo inglés. Tome jugo de fruta o leche baja en grasa. Ordene cereal frío con leche descremada, *pancakes* sin mantequilla, o huevos revueltos. Evite el tocino y la salsa.
- Sírvase bastante lechuga y hortalizas en la barra de ensaladas. Cuidado con el aderezo, trocitos de tocino, queso, mayonesa y ensalada de macarrones. Demasiado aderezo inclusive si es bajo en calorías puede hacer la diferencia. Verifique el número de calorías en el paquete.
- Ordene *sandwiches* normales o de tamaño más pequeño en lugar de *sandwiches* «jumbo», «gigantes» o «de lujo» para consumir menos calorías y menos grasa, colesterol y sodio.
- Seleccione carne asada, pavo o pechuga de pollo, o *sandwiches* de jamón sin grasa.
- Salte el *croissant* y tome su *sandwich* en pan para hamburguesa para ahorrar calorías y grasa.
- Seleccione pollo o pescado asado, no empanizado, a la parrilla, al horno o asado sin grasa. El pollo o pescado con harina, empanizado o frito tiene más calorías y grasa que una hamburguesa.
- Evite las hamburguesas dobles o super *hot dogs* con queso, chili o salsas. El queso puede añadir unas 100 calorías extra, así como grasa y sodio.
- Ordene productos simples sin aderezos, salsas ricas o mayonesa. En su lugar agregue lechuga, tomate, cebolla y mostaza.
- Seleccione pizza con verduras. Otros agregados como *pepperoni,* salchicha y queso extra, añaden calorías, grasa y sodio. **Cuidado:** El alto contenido de carbohidratos de la pizza puede hacer que los niveles de glucosa en la sangre aumenten en forma importante en algunas personas. El alto contenido de grasa de la pizza puede retrasar la elevación de la glucosa en la sangre hasta varias horas después. Determine su glucosa en la sangre en diferentes horas después de comer pizza para saber cómo lo afecta.
- Ordene tacos, tostadas, burritos de frijoles, tacos blandos y otros alimentos no fritos cuando consuma comidas rápidas mexicanas. Seleccione pollo en lugar de carne de res. Evite los frijoles

refritos en manteca. Consuma lechuga, tomates y salsa extra. Cuidado con el queso, la crema agria y el guacamole. Vigile la ensalada con tacos fritos—una ensalada de tacos puede tener ¡más de 1,000 calorías!

- Si le queda lugar para el postre, seleccione yogur congelado libre de azúcar y sin grasa. Los helados y sorbetes tienen menos grasa y menos calorías que el helado de crema. Pero tienen mucha azúcar y pueden hacer que su glucosa en la sangre aumente demasiado, a menos que ya esté incluida en su plan de alimentación. Algunos lugares ofrecen ahora ¡fruta fresca!

Comer fuera puede ser uno de los grandes placeres de la vida. Haciendo las selecciones adecuadas y balanceando los alimentos que usted come fuera con los alimentos que usted come en casa, puede disfrutar y cuidar al mismo tiempo su diabetes.

ALCOHOL, DROGAS Y TABACO

Alcohol

Una o dos bebidas al día tienen poco efecto sobre su nivel de glucosa en la sangre si tiene usted un buen control de su diabetes, está libre de complicaciones y bebe el alcohol cerca de, o con, un alimento. Pero tomar dos bebidas con el estómago vacío puede hacer que baje la glucosa en la sangre si toma píldoras para la diabetes o se aplica insulina, si acaba de hacer ejercicio o va a empezar el ejercicio.

Generalmente, si su glucosa en la sangre baja demasiado, su hígado libera más glucosa a la sangre. (El hígado tiene su propio depósito de glucosa, llamado *glucógeno.*). Pero cuando el alcohol, una toxina, está en el cuerpo, el hígado quiere deshacerse de ella primero. Mientras el hígado se hace cargo del alcohol, puede dejar que la glucosa disminuya a niveles peligrosos.

Para evitar una baja de glucosa, tenga siempre algo de comer cuando toma alcohol. Determine su glucosa en la sangre, antes, durante y después de beber. El alcohol puede disminuir la glucosa en la sangre hasta 8 a 12 horas después de la última bebida.

El alcohol en el aliento puede engañar a la gente pensando que está usted en estado de ebriedad, y no obtener el tratamiento que necesita para la baja de glucosa. Si usted bebe y después conduce

BEBIDAS ALCOHÓLICAS Y MEZCLADORES

Bebida	Medida (onzas)	Alcohol (g)	Carbohidratos (g)	Calorías	Intercambios
Cerveza					
Regular	12	13	13	150	1 Carbohidrato, 2 Grasas
Ligera	12	11	5	100	2 Grasas
Licores destilados, 80 proof (ginebra, ron, vodka, whisky, escodés)	1½	14	Trazas	100	2 Grasas
Brandy seco, cognac	1	11	Trazas	75	1½ Grasas
Vino de mesa					
Blanco seco	4	11	Trazas	80	2 Grasas
Tinto o clarete	4	12	2	85	2 Grasas
Vino dulce	4	12	5	105	½ Carbohidrato, 2 Grasas
Vino ligero	4	6	1	50	1 Grasa
Cooler de vino	12	13	30	215	2 Carbohidratos, 2 Grasas
Vino sin alcohol	4	Trazas	6–7	25–35	½ Carbohidrato
Vinos espumosos					
Champán	4	12	4	100	2 Grasas
Vino *kosher* dulce	4	12	12	132	1 Carbohidrato, 2 Grasas
Aperitivos/ vino para el postre					
Jerez	2	9	2	74	1½ Grasas
Jerez dulce, oporto, moscatel	2	9	7	90	½ Carbohidrato, 1½ Grasas
Cordiales, licores	1½	13	18	160	1 Carbohidrato, 2 Grasas
Vermouth					
Seco	3	13	4	105	2 Grasas
Dulce	3	13	14	140	1 Carbohidrato, 2 Grasas
Cócteles					
Bloody Mary	5	14	5	116	1 Verdura, 2 Grasas
Daiquiri	2	14	2	111	2 Grasas
Manhattan	2	17	2	178	2½ Grasas
Martini	2½	22	Trazas	156	3½ Grasas
Old Fashioned	4	26	Trazas	180	4 Grasas
Tom Collins	7½	16	3	120	2½ Grasas

(continúa)

	Medida	Alcohol	Carbohidratos		
Bebida	(onzas)	(g)	(g)	Calorías	Intercambios

BEBIDAS ALCOHÓLICAS Y MEZCLADORES (CONTINUACIÓN)

Mezcladores

Agua mineral	Cualquiera	0	0	0	Libre
Tónica sin azúcar	Cualquiera	0	0	0	Libre
Agua mineral	Cualquiera	0	0	0	Libre
Soda dietética	Cualquiera	0	0	0	Libre
Jugo de tomate	4	0	5	25	1 Verdura
Bloody Mary	4	0	5	25	1 Verdura
Jugo de naranja	4	0	15	60	1 Fruta
Jugo de toronja	4	0	15	60	1 Fruta
Jugo de piña	4	0	15	60	1 Fruta

un automóvil cuando tiene la glucosa baja en la sangre, puede ser detenido por conducir en estado de ebriedad. Cuando beba, deje que otro conduzca el automóvil.

Si trata usted su diabetes con dieta y ejercicio, tiene menos probabilidad de tener una baja de glucosa en la sangre cuando bebe alcohol. Pero, en todo caso, el alcohol puede desorganizar su plan de alimentación.

Trabaje con su dietista para incluir su bebida favorita en su plan de alimentos. Debe saber que la cerveza regular, el vino dulce y los *coolers* de vino aumentan su glucosa en la sangre más que la cerveza ligera, los vinos secos y los licores (como vodka, y whisky) porque contienen más carbohidratos. Los carbohidratos son los nutrientes que aumentan más la glucosa en la sangre.

Las bebidas alcohólicas tienen muchas calorías (entre 60 y 300 calorías cada una) y pocos nutrientes. Usted necesita agregar las calorías de las bebidas alcohólicas a su cuenta de calorías diarias.

Para Disminuir las Calorías

- Utilice alcohol 80 *proof* en lugar de 100 *proof*. Mientras más bajo es el numero *proof*, menos alcohol tiene el licor. Cada gramo de alcohol tiene 7 calorías.
- Ponga menos licor en su bebida.
- Use mezcladores sin calorías, como soda dietética, agua mineral o agua.

- Prefiera la cerveza ligera a la cerveza regular.
- Seleccione el vino seco más que el vino dulce o afrutado y los coolers de vino.
- Pruebe una combinación de vino hecha con una pequeña cantidad de vino y una cantidad mucho mayor de agua mineral.

Cocinando con Alcohol

Cuando el alcohol se calienta al cocinar, sea en la cocina de gas o en el horno, se evapora un poco. La cantidad que se evapora depende del tiempo de cocinado. Si cocina 30 minutos o menos, una tercera parte de las calorías del alcohol permanecen. Necesita contarlas en su plan de alimentos. Si usa alcohol regularmente (tres veces por semana) al cocinar, las calorías pueden aumentar.

Medicinas

Ciertas medicinas aumentan su glucosa en la sangre, otras la disminuyen. Aprender la forma en que las medicinas afectan el control de su diabetes lo ayudará a evitar problemas.

Marihuana

La marihuana aumenta su apetito, haciendo más difícil mantener su plan de alimentos. Si usted come más, su glucosa en la sangre puede aumentar demasiado.

Cocaína

La cocaína reduce su apetito. Pero debido a que actúa como la adrenalina, puede aumentar su nivel de glucosa en la sangre. Puede aumentar la presión arterial o causar ataques cardíacos súbitos. El uso intenso lleva a aterosclerosis, y el riesgo de esta enfermedad está ya de por sí elevado en diabéticos.

Cafeína

La cafeína se encuentra en el café, té, chocolate y muchos otros refrescos. Puede aumentar un poco su nivel de glucosa en la sangre. Otros efectos secundarios incluyen no poder dormir, temblor y aumento de la presión arterial y de la frecuencia cardíaca. Puede usted confundir su reacción a la cafeína con los síntomas de baja de glucosa.

Tabaco

Fumar o mascar tabaco es especialmente peligroso para las personas con diabetes. Fumar aumenta su riesgo de enfermedad cardíaca y de los vasos sanguíneos. Mascar tabaco aumenta su riesgo de cáncer oral.

Aquí están unas cuantas sugerencias que podrían ayudarlo a dejar de fumar, cortesía del National Cancer Institute:

- Cambie a una marca que no le guste.
- Compre cigarrillos con menos alquitrán y nicotina.
- Ponga sus cajetillas en una bolsa cerrada, o en un compartimiento de la bolsa para que no sea fácil sacarlos.
- Enumere las razones por las que dejar de fumar es una buena idea.
- Fije una fecha para dejar de fumar, luego trate de cumplirla.
- Decida cada día cuántos cigarrillos fumará.
- Difiera su primer cigarrillo una o dos horas, y trate de fumar sólo la mitad de un cigarrillo.
- Encuentre un hábito saludable, como una caminata rápida después de un alimento para reemplazar al cigarrillo.
- Evite las situaciones en las que usted fuma «habitualmente» hasta que su decisión sea fuerte.
- Hable con el que le proporciona los cuidados de la salud respecto a las cosas que ayudan a dejar de fumar.

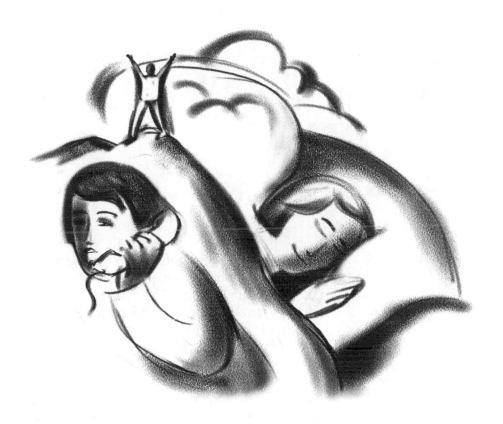

CAPÍTULO 7

MANTENIENDO SU
SALUD MENTAL

MANTENIENDO SU SALUD MENTAL

Vivir con la diabetes puede despertar muchas emociones fuertes: negación (No creo que esto me esté pasando a mí), enojo (¿Por qué a mí?), depresión (Me siento triste y sin esperanza), culpa (Debo de haber hecho algo mal), incapacidad (No puedo enfrentar esto) o disminución de la autoestima (Debe de haber algo mal conmigo).

Estos sentimientos son normales. Pueden ser parte del proceso por el que pasa antes de aceptar la diabetes. Aceptar la diabetes significa que usted toma la responsabilidad de manejarla, permanecer en buena salud, y vivir una vida plena. Inclusive después de que ha aceptado usted la diabetes, estos sentimientos nunca lo dejarán completamente. Pero puede aprender a manejarlos.

NEGACIÓN

Casi todas las personas pasan por una fase de negación cuando se les diagnostica diabetes. El problema viene si sigue negando su diabetes. La negación continuada no le permite aprender lo que debe saber para permanecer sano.

¿Está Usted en la Negación?

Si se oye usted pensar o decir algunas de estas frases, puede estar negando parte de sus cuidados para la diabetes:

- Un bocado no perjudica.
- Esta úlcera se cura sola.
- Iré al médico después.
- No tengo tiempo para hacerlo.
- Mi diabetes no es cosa seria.

Cómo Salir de la Negación

- Pregunte al que le proporciona los cuidados de la diabetes respecto a las cosas que puede usted hacer para cuidar su diabetes.
- Diga a sus amigos y familiares cómo pueden ayudarlo a cuidar su diabetes.
- Hable con un profesional de la salud mental. Puede ayudarlo a superar la negación.

ENOJO

La diabetes y el enojo van a menudo de la mano. Puede usted estar enojado porque la diabetes ha amenazado su salud y desorganizado su vida. Puede estar enojado por las cosas que ahora tiene que hacer para mantener controlada la diabetes. Lo que alimenta su enojo es menos importante que lo que usted hace con su enojo. Si no controla su enojo, él lo controlará a usted.

Cómo Controlar Su Enojo

Conozca más de él. Empiece un diario del enojo. Escriba cuándo se siente enojado, en dónde estaba, con quién estaba, por qué se sintió enojado y qué hizo. Después de unas cuantas semanas, léalo de nuevo. Trate de entender lo que lo hace enojar. Mientras más comprenda su enojo, mejor podrá controlarlo.

Desactívelo. Si siente que se está enojando, hable lentamente, respire profundo, tome un sorbo de agua, siéntese, inclínese hacia atrás, mantenga las manos a los lados.

Déjelo salir. Realice una actividad física como trotar o recoger las hojas de los árboles. Llore durante una película triste. Escriba en un pedazo de papel lo que quisiera decir o gritar. Suéltese y diga todo lo que quiere decir. Deje salir su enojo, cálmese y regrese luego a la situación.

Hágalo trivial. Pregúntese a usted mismo qué tan importante es. Algunas cosas son tan triviales que no vale la pena enojarse.

Ríase. Encuentre algo divertido respecto a él. Algunas veces la risa puede alejar el enojo.

Deje que le dé fuerza. Cómo usar la energía de su enojo depende de usted. Planee usar su enojo en una forma que lo ayude la vez siguiente. El enojo puede darle el coraje para hablar por usted mismo o para proteger a alguien más.

DEPRESIÓN

Tener diabetes puede ser deprimente. Puede usted sentirse solo o retirarse de sus amigos y familiares debido al trabajo extra que debe hacer para cuidar su diabetes. Tal vez está triste por las noticias de que tiene usted una complicación de la diabetes. Puede ser que esté deprimido porque ha tenido dificultad para mantener el nivel de glucosa en la sangre en donde usted lo quiere. Sentirse deprimido de vez en cuando es normal. Pero sentirse realmente triste y sin esperanza durante dos semanas o más puede ser un signo de depresión severa.

¿Está Usted Deprimido?

- ¿No son ya divertidas las cosas que antes lo eran?
- ¿Tiene dificultad para dormirse, despierta a menudo en la noche o quiere dormir mucho más de lo habitual?
- ¿Despierta más temprano de lo habitual y tiene dificultad para volverse a dormir?

- ¿Come más o menos de lo que acostumbraba, haciendo que aumente o baje de peso?
- ¿Tiene dificultad para poner atención o se distrae fácilmente?
- ¿Se siente sin energía?
- ¿Se siente a menudo nervioso o inquieto?
- ¿Tiene menos interés en el sexo?
- ¿Llora más a menudo?
- ¿Siente que no hace nada bien o piensa que es una carga para otras personas?
- ¿Se siente triste o peor en la mañana que en el resto del día?
- ¿Piensa que sería mejor morirse? ¿Ha pensado en lastimarse o suicidarse?

Si su respuestas es sí a tres o más de estas preguntas, o si su respuesta es sí a una o dos preguntas y se ha sentido así dos semanas o más, puede estar deprimido. Busque ayuda. Si respondió sí a la última pregunta, obtenga ayuda inmediatamente.

Ayuda para la Depresión

La depresión puede ser causada por una enfermedad física. Verifique con el que le proporciona los cuidados de la salud para ver si hay una causa física de su depresión. Si se descarta una causa física, puede usted querer ver a un profesional de la salud mental. Esta persona puede ser un psiquiatra, psicólogo, trabajador social psiquiátrico o consejero. El tratamiento puede implicar consejo o medicinas antidepresivas o ambos.

CULPA

Nos podemos sentir culpables por cosas que hacemos y por cosas que no hacemos. Si se ha excedido alguna vez en la comida, si ha dejado el programa de ejercicio casi al empezarlo, o si no ha determinado su azúcar en la sangre durante mucho tiempo, probablemente está bien consciente de cómo puede enredarse el sentimiento de culpa con el cuidado de la diabetes.

El sentimiento de culpa puede motivarlo a volver al camino y hacer algunos cambios positivos. Pero la culpa perjudica cuando lo hace criticarse demasiado. Cuando esto sucede, su autoconfianza disminuye, y deja usted de intentar hacer algo. Concédase permiso de aflojar un poco algunas veces y volver a la carga otras veces. Debe respetar su propia energía así como sus objetivos.

Cómo Desprenderse de la Culpa

Haga un cambio a la vez. Enfóquese en un área de cambio a la vez. Por ejemplo, no empiece un nuevo trabajo, una dieta y un programa de ejercicios en la misma semana.

Haga los cambios gradualmente. Divida los cambios grandes en pasos pequeños. Por ejemplo, no espere empezar un programa de caminata caminando 45 minutos todos los días. Empiece caminando de 10 a 15 minutos cada tercer día. Luego aumente gradualmente el tiempo en que camina.

Concédase permiso para aflojar un poco algunas veces. No puede esperar seguir su plan de cuidados de la diabetes cada hora de cada día. Es imposible mantener ese nivel de energía.

Concédase crédito por intentarlo. Es imposible ser perfecto. Tendrá errores. Pero lo que cuenta es que trate lo mejor que pueda y lo más a menudo que pueda.

Aproveche sus éxitos. Somos rápidos para criticarnos cuando cometemos un error. Y muchas veces pasamos por alto nuestros éxitos. Por ejemplo, puede no haber seguido su programa de ejercicio durante seis meses, pero ha seguido bastante bien la pirámide para seleccionar los alimentos que consume. Así pues, dése una palmada por seguir su plan de alimentación.

Considere los reveses como oportunidades. En primer lugar, los reveses los tienen únicamente los que tratan de alcanzar algo. Utilice los reveses como una oportunidad para revalorar sus objetivos. ¿Son estos objetivos reales para usted ahora? ¿Hay mejores formas de lograr estos objetivos?

INCAPACIDAD

Algunas personas no aceptan la responsabilidad de manejar su propia enfermedad. Estas personas tienen una actitud de «no puedo hacerlo». Son sumamente dependientes de la familia y de los que proporcionan los cuidados de la salud para que manejen su enfermedad. Estas personas pueden sentir que el que les proporciona los cuidados de la salud deberá tomar todas las decisiones y que todo lo que necesitan es seguir «las órdenes del médico».

Otras personas piensan que son víctimas. Utilizan el ser víctimas para hacer que otros hagan lo que ellos quieren. Aunque sienten cierta responsabilidad personal, no buscan soluciones. En su lugar, se enojan o culpan a otros (familiares, el trabajo, el que proporciona los cuidados de la salud o las medicinas) cuando las cosas no van bien. Y aunque se quejan mucho, estas personas no hacen esfuerzos para cambiar las cosas.

Otras personas buscan a alguien para compartir la culpa. Pueden encontrar que están diciendo, «Realmente como demasiado y debo bajar 20 libras, pero mi esposa siempre fríe los alimentos». Culpando a los demás, estas personas no examinan su propio papel. Necesitan examinar detenidamente lo que consideran obstáculos y llegar a soluciones constructivas. Por ejemplo, «Voy a ayudar a mi esposa a encontrar recetas para preparar mis alimentos favoritos sin freírlos». Ahora él está tomando la responsabilidad de su propia vida.

Una vez que han aumentado su responsabilidad a este nivel, podrían escucharse a ellos mismos, «Necesito bajar de peso, y sé que depende de mí. Simplemente, no lo he hecho». O «He dejado perder el control, y necesito mejorar».

Tomando la Responsabilidad de Su Diabetes

- Fije una meta razonable.
- Automonitorice el progreso hacia su meta.
- Pida y reciba retroinformación respecto a su progreso de los que proporcionan los cuidados de la salud, familiares y otros cercanos a usted.
- Encuentre soluciones constructivas a los problemas que surgen; no se detenga sólo en ponerle nombre al problema.
- Siéntase libre de revisar su meta para hacer que se adapte a su estilo de vida.
- Recompénsese por el éxito. Deje que sus amigos y familiares lo celebren con usted también.

Cuando usted sea responsable de cuidar su diabetes, dirá cosas como, «Desde que desarrollé la diabetes, tengo una nueva forma de comprender cómo utiliza mi cuerpo el alimento». O «La diabetes me ha ayudado a darme cuenta del valor que tiene sentirse bien».

AUTOESTIMA

La autoestima tiene un fuerte impacto en cada parte de su vida. Lo hace mejor en el trabajo, en los estudios y en las relaciones personales cuando se siente bien con usted mismo. Tiene más probabilidades de tratar de alcanzar—y obtener—lo que usted quiere en la vida si tiene un fuerte sentido de lo que usted vale. Otros tienen más probabilidad de pensar bien de usted también.

La forma en que sus padres, familiares, maestros y amigos lo han tratado desde que era muy pequeño, se reflejan en usted. De la forma en que lo tratan, forja usted un sentido de lo que es y si se quiere a usted mismo. Pero la autoestima no es fija. Cambia al crecer y tener nuevas habilidades. De hecho, cambia día con día. Puede usted sentirse mejor o peor respecto a usted mismo dependiendo de cosas como:

- La forma en que considera que se ve ese día.
- La forma en que otros le responden.
- Su bienestar físico.
- La forma en que está preparado para el trabajo del día.
- Si se siente optimista o sin esperanza respecto al futuro.

Su autoimagen puede sufrir cuando usted tiene diabetes. Puede verse a usted mismo como enfermo o dependiente. Puede pensar menos de usted mismo o preguntarse si hay algo mal con usted.

Tener diabetes puede cambiar su autoestima en forma positiva también. Los retos que usted enfrenta y las decisiones que aprende a tomar aumentan su autoconfianza y sentido de logro. Su autoestima florecerá cuando descubra todas las nuevas habilidades que no sabía que tenía. La única cosa que puede detener su autoestima es su propia confianza en usted.

Cómo Mejorar Su Autoestima

- Identifique lo que lo haría sentirse mejor respecto a usted mismo.

Aprendiendo a Ser Asertivo

Tomar la responsabilidad de su diabetes requiere que usted sea organizado y asertivo. Algunas personas encuentran difícil hablar de lo que necesitan. Pueden sentirse apenados por ser diferentes o porque sus necesidades entran en conflicto con los que los rodean. Algunos encuentran simplemente difícil llamar la atención a ellos mismos. Otros temen las consecuencias imaginadas de hablar por ellos mismos. Conseguir lo que usted necesita para su diabetes es su reto en las situaciones sociales, en cualquier relación, en el trabajo y en el consultorio del que le proporciona los cuidados de la salud. Ser honesto respecto a lo que usted necesita puede mejorar sus cuidados. Cuando usted es directo y honesto, deja a los que lo rodean la oportunidad de escoger la forma de ayudarlo. Intente estas habilidades básicas de asertividad:

Aprenda a decir «no». Un simple «no, gracias» dice que usted se respeta lo suficiente para actuar en su mejor interés personal. Usted respeta también a la otra persona lo suficiente para saber que comprenderá.

Sea firme. Decida lo que usted necesita. Luego busque una forma de obtener lo que necesita o haga lo que tiene que hacer. No corra el riesgo de una baja de glucosa en la sangre esperando para comer porque nadie está comiendo.

Sea considerado. Algunas personas pueden sentirse incómodas cuando usted toma una muestra de sangre para hacer una prueba o cuando se inyecta insulina. Dé a sus compañeros la oportunidad de observarlo realizar estas tareas.

Mantenga su autorespeto. Si se respeta a usted mismo no tendrá dificultad para explicar su situación anticipadamente y pedir ayuda cuando la necesite.

Sea directo. Explique las cosas simplemente a los demás.

- Considere las formas en que podría hacer que sucedan estas cosas.
- Identifique algo que le gusta de usted mismo cada día. Podría gustarle la forma de vestir, los trabajos manuales que hace, la forma de cocinar, el trabajo voluntario que realiza o los deportes que acostumbra.

- Asóciese con gente que lo apoya y lo estima.
- Confronte a la gente que lo critica constantemente. Hágales saber que no lo tolerará más.
- Diga a la gente directamente lo que usted quiere y lo que usted necesita, en lugar de tener la esperanza de que identifiquen la señales no verbales.
- Hágase un halago cada día.
- Obsequie a los demás. Pueden regresarle el favor.
- Trate de tener algunos momentos para disfrutar cada día.
- Si nada de esto funciona, considere hablar con un profesional de la salud mental.

ESTRÉS

El estrés es parte de la vida. Los embotellamientos del tráfico, las fechas límite, las relaciones en la casa y en el trabajo, las finanzas, las lesiones o una enfermedad como la diabetes, pueden todas causar estrés.

¿Cuál es la Causa Que lo Hace Sentirse Estresado?

Cada uno de nosotros es diferente. Lo que causa poco o ningún estrés en usted puede causar un gran estrés en alguien más. Haga una lista de las personas o las cosas que lo estresan.

¿Cómo Reacciona al Estrés?

Ponga atención a la forma en que usted reacciona. La forma en que reacciona puede ser diferente a la forma en que otro reacciona. Puede usted reaccionar sintiéndose tenso, ansioso, molesto o enojado. Puede reaccionar sintiéndose cansado, triste o vacío. Su estómago, cabeza o espalda pueden doler.

Algunas personas reaccionan riéndose nerviosamente o siendo autocríticos. Otros se desaniman o frustran fácilmente, o se aburren. Algunos lloran fácilmente.

¿Cómo Maneja el Estrés?

La forma en que maneja usted las situaciones estresantes determina la intensidad del estrés que siente. Puede usted manejar el

¡Cómo Maneja Usted el Estrés?

Cuando se encuentra sometido a estrés, ¿cuál de los siguientes hace usted? Dibuje un círculo en la letra V si la afirmación es verdadera, y en la F si es falsa.

1.	Tomo algunos tragos	V	F
2.	Hablo con un médico	V	F
3.	Como un bocadillo	V	F
4.	Llamo a un amigo	V	F
5.	Fumo	V	F
6.	Tomo vacaciones	V	F
7.	Ignoro mi dieta	V	F
8.	Me ocupo en mi pasatiempo	V	F
9.	No hablo con nadie	V	F
10.	Salgo a caminar	V	F

PUNTUACIÓN

■ En las respuestas de los números nones, asígnese 1 punto por cada F.

■ En las respuestas de los números pares, asígnese 1 punto por cada V.

■ Si su puntuación es de 9 o 10, felicitaciones. Tiene habilidades para enfrentar el estrés.

■ Si su puntuación es de 7 u 8, lo hace bastante bien, pero podría estar volviendo a ciertos hábitos no saludables o no estar haciendo todo lo que puede para reducir el estrés.

■ Si su puntuación es de 6 o menos, podría usar algunos consejos para manejar el estrés (ver págs. 126–129).

estrés en una forma que lo haga sentir que tiene usted el control. O puede manejar el estrés en una forma que lo haga sentirse peor.

Algunas veces la gente escoge manejar el estrés en formas que son perjudiciales. Pueden voltear al alcohol, las medicinas de prescripción, las drogas ilegales, la cafeína, la nicotina o cualquier cosa que piensen que pueden animarlas o calmarlas. Algunos escogen el exceso en el comer. Cualquier comportamiento excesivo, inclusive apostando o durmiendo en exceso, puede ser una forma de intentar alejarse del estrés. Pocas de estas soluciones funcionan, y con diabetes, la mayoría de ellas son peligrosas. Hay otras formas más seguras de aliviar el estrés.

Cómo Manejar el Estrés con Seguridad

Respire profundamente. Siéntese o acuéstese y no cruce las piernas ni los brazos. Cierre sus ojos. Respire profunda y lentamente. Deje salir todo el aire. Inhale y exhale de nuevo. Empiece a relajar sus músculos. Siga inhalando y exhalando. Cada vez que exhale, relaje sus músculos todavía más. Haga esto de 5 a 20 minutos. Hágalo por lo menos una vez al día.

Relájese. Acuéstese. Cierre sus ojos. Póngase tenso, mantenga la tensión y luego suelte los músculos de cada una de las partes de su cuerpo. Empiece en su cabeza y siga hacia abajo hasta sus pies (vea el cuadro de la Relajación muscular progresiva en la pág. 130).

Aflójese. Haga círculos, estire y sacuda alguna partes de su cuerpo.

Permanezca activo. Algunas de las mejores actividades para aliviar el estrés son el entrenamiento en circuito, esquí a campo traviesa, montar en bicicleta, remar, correr y nadar. Si no le gusta ninguna de éstas, encuentre otra que le guste, y hágala a menudo.

Masaje. Póngase en manos de un terapista con licencia para masajes.

Tenga buenos pensamientos. Sus pensamientos afectan a sus sentimientos. Ponga una liga alrededor de su muñeca. Estírela y suéltela cada vez que tenga un mal pensamiento. Reemplace ese mal pensamiento con un mejor pensamiento. O recite un poema, una oración o una cita que lo calmen y concentren.

Hable de ello. Busque a alguien para hablar cuando algo lo molesta. Puede hacerlo sentirse mejor. Confíe en familiares o amigos. Consulte un terapeuta o únase a un grupo de apoyo. Otros pueden tener los mismos problemas que usted.

Escríbalo. Escriba lo que lo está molestando. Puede encontrar una solución. O dibuje o pinte a sus preocupaciones que se alejan.

Intente algo nuevo. Empiece un pasatiempo o aprenda una habilidad manual. Tome una clase. Ingrese en un club o en un equipo. Ofrézcase voluntariamente para ayudar a otros. Forme un grupo de discusión sobre libros, películas o cualquier otra cosa que le interese. Empiece un grupo *potluck*, donde cada invitado trae un plato de comida.

Aléjese. Tome unas minivacaciones, o una noche, o un fin de semana largo. Forme una cooperativa de niñeras con otros padres para que pueda salir más.

Escuche. Escuche música con efecto calmante. O una cinta de sonidos naturales, como pájaros o las olas del mar.

Tome un baño caliente. El baño caliente más agradable tiene la misma temperatura que sus pies. Probablemente está entre 85° y 93° F. Quédese en la tina de 20 a 30 minutos. Agregue burbujas o hierbas calmantes si usted quiere.

Diga «no». Especialmente a las cosas que realmente no quiere hacer. Puede sentirse estresado si acepta demasiadas cosas.

Ríase de ello. Tenga una risa verdadera y saludable todos los días. Busque películas divertidas, libros divertidos y gente divertida.

Vea la naturaleza. Vea el mundo a su alrededor. Flores, árboles, inclusive insectos. El sol, la luna, las estrellas. Nubes, viento y lluvia. Salga y pase tiempo fuera. Si no puede salir, vea a través de la ventana. Inclusive ver cuadros de árboles puede ayudar a relajarse.

Coma inteligentemente. Cuando se encuentra sometido a estrés, su cuerpo puede utilizar más vitaminas B, vitamina C, proteínas y calcio. Replete sus vitaminas B comiendo más granos enteros, nueces, semillas y frijoles. Refuerce su vitamina C con naranjas, toronjas y brócoli. Aumente sus proteínas con pollo, pescado y claras de huevo. Aumente el calcio con leche baja en grasa, yogur y queso.

Consúltelo con la almohada. Algunas veces las cosas se ven mejor al día siguiente. Duerma de siete a nueve horas diariamente.

SU RED DE APOYO

Hay fuerza en los números. No tiene que enfrentar usted solo las emociones y el estrés de la diabetes. Sus familiares, amigos y los profesionales de la salud mental pueden ayudarlo.

Su Familia

Conozca todo lo que pueda de la diabetes. Luego comparta lo que ha aprendido con sus familiares. Para ayuda de usted y de sus familiares, hay libros, revistas, folletos, librerías, clases, grupos de apoyo y médicos que pueden explicar las cosas.

Primero, cada miembro de la familia necesita comprender lo que es la diabetes, cómo se controla y cómo manejar las raras urgencias.

Segundo, sus familiares necesiten probablemente cambiar algunos de los alimentos que consumen, y las horas de las comidas. Es importante que todos consuman alimentos bien balanceados en horas regulares. Aunque mucha gente no quiere estar en una dieta restringida, mantenga en mente que el plan de alimentos para la gente con diabetes es *saludable* y no necesariamente *restrictivo*.

Tercero, el ejercicio es tan importante como el alimento para tener un buen control de la diabetes. Podrían juntos montar en bicicleta, nadar o caminar. ¡Pronto este nuevo esfuerzo de equipo podría aumentar la calidad de vida de todos los miembros de la familia!

Anime a su compañero a proporcionar apoyo, no cuidados; a ayudarlo a mantener las reglas, no a transgredirlas; a escuchar con empatía y compartir el proceso para encontrar soluciones, no dé sermones.

Tenga cuidado de no desplazar una cantidad no razonable de responsabilidad de los cuidados de su diabetes en su compañero. Si lo hace, él/ella puede resentir el tiempo y la energía requeridas para ayudarlo. Por el contrario, si aparta a su compañero del cuidado de su diabetes, él/ella puede tener una sensación de incapacidad por no poder «rescatarlo».

Puede ser frustrante y preocupante para su compañero si usted no siempre come bien, verifica los niveles de glucosa en sangre o practica ejercicio. Ambos necesitan darse cuenta de que ¡nadie es perfecto! Y ambos necesitan reconocer que sus sentimientos existen, cualesquiera que sean, y compartirlos honestamente.

Relajación Muscular Progresiva

1. Cierre sus ojos y respire lenta y profundamente.

2. Empiece con los músculos de su cara, y siga bajando hasta sus pies y los dedos de sus pies.

3. Inhale. Levante las cejas. Póngalas en tensión. Mantenga la tensión mientras cuenta hasta tres. Relaje las cejas. Exhale.

4. Inhale. Abra bien su boca y ojos. Enseguida cierre fuertemente su boca y ojos. Apriételos. Mantenga hasta una cuenta de tres. Relaje sus ojos y boca. Exhale.

5. Inhale. Apriete los dientes. Manténgalos apretados hasta una cuenta de tres. Relaje su mandíbula. Exhale.

6. Inhale. Levante sus hombros. Manténgalos hasta una cuenta de tres. Relaje sus hombros. Exhale.

7. Inhale. Ponga en tensión todos los músculos de sus brazos. Mantenga la tensión hasta una cuenta de tres. Relaje sus brazos. Exhale.

8. Inhale. Ponga en tensión todos los músculos de su pecho y abdomen. Mantenga la tensión hasta una cuenta de tres. Relaje su pecho y abdomen. Exhale.

9. Inhale. Ponga en tensión todos los músculos de sus piernas. Mantenga la tensión hasta una cuenta de tres. Relaje sus piernas. Exhale.

10. Inhale. Ponga en tensión todos los músculos de sus pies. Flexione los dedos de los pies. Mantenga hasta una cuenta de tres. Relaje sus pies. Exhale.

11. Inhale. Exhale cualquier tensión que haya quedado en su cuerpo. Inhale energía. Haga otras respiraciones lentas y profundas. Disfrute la relajación.

12. Abra gradualmente sus ojos.

Sus Amigos

Usted decide qué decir a sus amigos y cuánto decirles. Asegúrese de que sus familiares saben seguir sus normas. Recuerde que usted puede necesitar ayuda algunas veces.

Diga a sus amigos directamente lo que necesita. Ayúdelos a conocer la diabetes ofreciéndoles ir con usted a un examen médico o a su club de diabetes o con su grupo de apoyo, o prestándoles algo para leer respecto a la diabetes. Mientras más sepan sus amigos, más podrán ayudarlo.

Diga a sus amigos que no hay problema si dicen que no cuando les pide ayuda. Cuando lo ayudan, hágales un favor, como palear la nieve, recoger las hojas de los árboles o cocinar.

Su Profesional de Salud Mental

Un profesional de salud mental puede ayudarlo a explorar sus pensamientos, sentimientos, inquietudes y preocupaciones, y analizar sus interacciones con los demás, y las decisiones que usted toma. La terapia con un profesional de salud mental puede ayudarlo a manejar sus emociones, descubrir nuevos enfoques para viejos problemas, cambiar su comportamiento y conocer nuevas formas para enfrentarlos.

Dependiendo de sus necesidades, puede usted querer terapia individual, de pareja, familiar o de grupo. La terapia de grupo puede proporcionarle un apoyo agregado y una oportunidad para apoyar a otros. Algunas veces es más fácil encontrar soluciones a sus problemas cuando los comparte y escucha las soluciones de otras personas para problemas similares.

Busque un terapista que lo apoye. Puede usted necesitar hablar con varios antes de sentirse a gusto. Vea en RECURSOS las organizaciones profesionales que pueden hacer referencias locales.

RECURSOS

PARA LOS QUE TIENEN PROBLEMAS DE LA VISTA

American Council of the Blind
1155 15th Street NW, Suite 1004
Washington, DC 20005
202-467-5081
800-424-8666
202-467-5085 (fax)
e-mail: info@acb.org
Dirección en Internet:
http://www.acb.org
Información nacional
clearinghouse y defensa
legislativa que publica una revista
mensual en braille, con tipografía
grande, casete y versiones en
disco para computadora.

American Foundation for the Blind
11 Penn Plaza, Suite 300
Nueva York, NY 10001
212-502-7600
800-232-5463
e-mail: afbinfo@afb.net

Dirección en Internet:
http://www.afb.org
Funciona para establecer,
desarrollar y proporcionar
servicios y programas que
ayudan a los discapacitados de la
vista para lograr su
independencia.

American Printing House for the Blind
1839 Frankfort Avenue
P.O. Box 6085
Louisville, KY 40206
502-895-2405
502-899-2274 (fax)
800-223-1839
Sitio en Internet:
http://www.aph.org
Se dedica a la publicación de
literatura en todos los medios
(braille, tipografía grande,
grabaciones) y manufactura de

auxiliares educativos. La carta de noticias proporciona información de los nuevos productos.

National Association for Visually Handicapped (NAVH)
22 West 21st Street
Nueva York, NY 10010
212-889-3141
212-727-2931 (fax)
Dirección en Internet:
http://www.navh.org
O
NAVH regional office San Francisco (para los estados del oeste del Mississippi)
3201 Balboa Street
San Francisco, CA 94121
415-221-3201
415-221-8754 (fax)
Dispone de una lista de sitios para problemas de visión. Asesoramiento de auxiliares visuales, grupos de apoyo y asesoramiento más intensivo en ambas oficinas. También se proporciona cierto asesoramiento por correo o teléfono. Mantiene una biblioteca con tipografía grande para préstamos.

National Federation of the Blind
1800 Johnson Street
Baltimore, MD 21230
410-659-9314
e-mail: epc@roudley.com
Dirección en Internet:
http://www.nfb.org
Organización de membresía que proporciona información, redes y recursos a través de 52 filiales en todos los estados, el Distrito de Columbia y Puerto Rico. Algunas ayudas y recursos están disponibles en las oficinas nacionales. La División para Diabéticos publica una carta de noticias, *Voice of the Diabetic*, impresa o en casete, cada tres meses.

National Library Service (NLS) for the Blind and Physically Handicapped
Biblioteca del Congreso
Washington, DC 20542
202-707-5100
202-707-0744 (TDD)
202-707-0712 (fax)

800-424-8567 (para hablar con una persona de referencia)
e-mail: nls@loc.gov
Dirección en Internet:
http://www.loc.gov/nls
Publica *Diabetes Forecast* en casete. Disponible a solicitud a través del programa NLS para individuos registrados con el programa del libro que habla.

Recording for the Blind & Dyslexic (RFBD)
20 Roszel Road
Princeton, NJ 08540
609-452-0606
609-987-8116 (fax)
800-803-7201
e-mail: custserv@rfbd.org

Dirección en Internet:
http://www.rfbd.org
Biblioteca para personas con
incapacidad para impresos.
Proporciona materiales
educativos en forma grabada y
computarizada; casi 80.000 títulos
en casete. El estipendio para el
registro de 50 dólares incluye
préstamo de casetes hasta un año;
25 dólares por año
posteriormente.

The Seeing Eye, Inc.
P.O. Box 375
Morristown, NJ 07963-0375
073-539-4425
973-539-0922 (fax)
e-mail: semaster@seeingeye.org
Dirección en Internet:
http://www.seeingeye.org
Ofrece entrenamiento para perros
guía e instrucción para trabajar
con un perro guía.

PARA AMPUTADOS

American Amputee Foundation
P.O. Box 250218
Little Rock, AR 72225
501-666-2523
501-666-8367 (fax)
Ofrece asesoramiento por
compañeros para los nuevos
amputados y sus familias.
Proporciona información y
referencia a vendedores. Tiene
capítulos locales. Mantiene una
lista de grupos de apoyo en
Estados Unidos. No ofrece ayuda
económica.

**National Amputation
Foundation**
38-40 Church Street
Malverne, NY 11565
516-887-3600
516-887-3667 (fax)
e-mail:
info@nationalamputation.org
Dirección en Internet:
http://www.nationalamputation.
org
Patrocinador del programa *Amp-
to-Amp* en el cual el nuevo
amputado es visitado por otro
amputado que ha restablecido
una vida normal. Dispone de una
lista de grupos de apoyo en todo
el país.

PARA ENCONTRAR CUIDADOS EN CASA A LARGO PLAZO

National Association for Home Care (NAHC)
228 7th Street SE
Washington, DC 20003
202-547-7424
202-547-3540 (fax)
e-mail: webmaster@nahc.org
Dirección en Internet:
http://www.nahc.org
Información gratuita para consumidores respecto a la forma de seleccionar una agencia de cuidados en casa. Directorio en línea de cuidados en casa y agencias de hospicios.

Nursing Home Information Service
c/o Consejo Nacional de
  Ciudadanos Mayores
8403 Colesville Road, Suite 1200
Silver Spring, MD 20910
301-578-8800, ext. 8938
301-578-8999 (fax)
Dirección en Internet:
http://
  www.nscerc.org/nursing.htm
Información para seleccionar y pagar un asilo, y para seleccionar otras alternativas de cuidados en casa a largo plazo.

PARA ENCONTRAR CUIDADOS DE LA SALUD DE CALIDAD

American Association for Marriage and Family Therapy
1133 15th Street NW, Suite 300
Washington, DC 20005-2710
202-452-0109
202-223-2329 (fax)
email: central@aamft.org
Dirección en Internet:
http://www.aamft.org
Searchable online directory of marriage and family therapists.

American Association of Diabetes Educators
100 West Monroe Street, Suite 400
Chicago, IL 60603-1901

312-424-2426
312-424-242 (fax)
800-832-6874
email:aade@aadenet.org
Dirección de Internet
http://www.aadenet.org
Referencia para un educador en diabetes local. Directorio en línea de educadores de diabetes.

American Association of Sex Educators, Counselors, and Therapists
P.O. Box 238
Mount Vernon, IA 52314-0238
319-895-6203 (fax)

e-mail: aasect@wordlnet.att.net
Dirección en Internet:
http://www.aasect.org
Para obtener una lista de
terapeutas y asesores sexuales en
cualquier estado, envíe una
solicitud junto con un sobre de
tamaño negocio con dirección y
timbres postales. Directorio en
línea de terapeutas y asesores
sexuales certificados.

**American Board of Medical
Specialities**
1007 Church Street, Suite 404
Evanston, IL 60201-5913
847-491-9091
847-328-3596 (fax)
800-776-2378
Dirección en Internet:
http://www.certifieddoctor.org
Registro de médicos certificados
por 24 consejos de especialidades
médicas. Sólo está disponible el
estado de certificación de los
médicos. Los directorios de
médicos certificados organizados
por ciudad de práctica médica y
alfabético por nombres de los
médicos están disponibles en
muchas bibliotecas. Directorio en
línea de médicos certificados.

**American Board of Podiatric
Surgery**
3330 Mission Street
San Francisco, CA 94110-5009
415-826-3200
415-826-4640 (fax)
e-mail: info@abps.org

Dirección en Internet:
http://www.abps.org
Referencia a un podiatra local
certificado por el consejo.

**The American Dietetic
Association**
216 West Jackson Boulevard
Chicago, IL 60606-6995
312-899-0040
312-899-1979 (fax)
800-366-1655 Hot Line para el
    Consumidor; 9-4 CST, L-V
    únicamente
Dirección en Internet:
http://www.eatright.org
Información, guía y referencia a
un dietista local.

American Medical Association
515 North State Street
Chicago, IL 60610
312-464-5000
Dirección en Internet:
http://www.ama-assn.org
Referencia a su sociedad médica
del condado o estatal, que puede
referirlo a un médico local.

**American Optometric
Association**
243 N. Lindbergh Boulevard
St. Louis, MO 63141
314-991-4100
314-991-4101 (fax)
Dirección en Internet:
http://www.aoanet.org/
Referencia a la asociación local de
optometristas para un
optometrista local.

American Psychiatric Association
1400 K Street NW
Washington, DC 20005
202-682-6000
202-682-6850 (fax)
888-357-7924
Dirección en Internet:
http://www.psych.org
Referencia a su asociación estatal de psiquiatría para un psiquiatra local.

American Psychological Association
750 First Street NE
Washington, DC 20002-4242
202-336-5500 (número principal)
202-336-5700 (relaciones públicas)
202-436-5800 (práctica profesional)
800-374-2721
Dirección en Internet:
http://www.apa.org
Referencia a su asociación de psicología estatal para referencia a un psicólogo local.

National Association of Social Workers
750 First Street NE, Suite 700
Washington, DC 20002-4247
202-408-8600
800-638-8799
e-mail:info@naswdc.org
Dirección en Internet:
http://naswdc.org
Referencia a su capítulo estatal de NASW para referencia a un trabajador social local.

Pedorthic Footwear Association
9861 Broken Land Parkway, Suite 255
Columbia, MD 21046-1151
410-381-7278
410-381-1167 (fax)
800-673-8847
email: info@pfa.org
Referencia a un pedortesista local certificado (una persona entrenada en adaptar la prescripción del calzado). Directorio de pedortesistas en línea.

PARA INFORMACIÓN MISCELÁNEA DE SALUD

American Academy of Ophtalmology
Departamento de Servicio a Clientes
655 Beach Street
San Francisco, CA 94109-1336
415-561-8500
415-561-8575 (fax)

e-mail:comm@aao.org
Dirección en Internet:
http://www.eyenet.org
Para folletos sobre el cuidado de los ojos y las enfermedades de los ojos, envíe una carta con dirección y timbres postales. Directorio de oftalmólogos en línea.

American Heart Association
7272 Greenville Avenue
Dallas, TX 75231
800-242-8721
Dirección en Internet:
http://www.amhrt.org
Para referencia a *Heartline* local
filial que proporciona información
sobre la salud cardiovascular y la
prevención de enfermedades.

Impotence World Association
119 S. Ruth Street
Maryville, TN 37803
800-669-1603
e-mail:iwatenn@aol.com
Para información y guía sobre la
impotencia y referencia a un
médico en su estado, envíe una
solicitud por escrito; un sobre con
dirección y timbres postales; y
2 dólares.

Medic Alert Foundation
P.O. Box 819008
Turlock, CA 95381-1009
209-668-3333
209-669-2450 (fax)
800-432-5378
e-mail: customer_service@
    medicalert.org
Dirección en Internet:
http://www.medicalert.org.

National AIDS Hot Line
Centros de Control y Prevención
    de Enfermedades
800-342-2437 (24 horas)
800-344-7432 (Español)
800-243-7889 (TTY)
Información sobre VIH y sida,
incluyendo folletos, asesora-

miento y referencia a sitios locales
para pruebas, manejo de casos y
servicios médicos.

**National Chronic Pain Outreach
Association**
7979 Old Georgetown Road,
    Suite 100
Bethesda, MD 20814-2429
301-652-4948
301-907-0745 (fax)
Para conocer más respecto al
dolor crónico y cómo manejarlo.

National Kidney Foundation
30 E. 33rd Street, Suite 1100
Nueva York, NY 10016
212-889-2210
212-689-9261 (fax)
800-622-9010
e-mail: info@kidney.org
Dirección en Internet:
http://www.kidney.org
Para tarjetas de donantes e
información respecto a
enfermedades renales y
trasplantes.

**United Network for Organ
Sharing**
1100 Boulders Parkway, Suite 500
P.O. Box 13770
Richmond, VA 23225-8770
800-894-6361 (para información
sobre cómo ser un donante)
800-24-DONOR
Información respecto a
trasplantes de órganos y una lista
de los centros de trasplantes en
Estados Unidos.

PARA VIAJEROS

U.S. Goverment Printing Office
Superintendente de Documentos
P.O. Box 371954
Pittsburgh, PA 15250-7954
202-512-1800
202-512-2250 (fax)
Solicite el Folleto Información de Salud para Viajeros Internacionales (stock #017-023-001957) por teléfono con tarjeta de crédito o envíe cheque o giro por 14 dólares.

International Association for Medical Assistance to Travelers
417 Center Street
Lewiston, NY 14092
716-754-4883

Para una lista de médicos en países extranjeros que hablan inglés y que recibieron entrenamiento de posgrado en Estados Unidos o en Gran Bretaña.

International Diabetes Federation
40 Washington Street
B-1050 Bruselas, Bélgica
Dirección en Internet:
http://www.idf.org
Para una lista de los grupos de la Federación Internacional de Diabetes que puede ofrecer asistencia cuando usted viaja.

PARA LOS QUE PRACTICAN EJERCICIO

American College of Sports Medicine
P.O. Box 1440
Indianapolis, IN 46206-1440
317-637-9200
317-634-7817 (fax)
e-mail: astrobec@ascm.org
Dirección en Intenet:
http://www.acsm.org
Para información sobre salud y acondicionamiento.

International Diabetic Athletes Association
1647 W. Bethany Home Road, #B
Phoenix, AZ 85015-2507
800-898-4322
e-mail: idaa@diabetes-exercise.org

Dirección en Internet:
http://www.getnet.com/~idaa/
Para personas con diabetes y para profesionales de cuidados de la salud interesados en el ejercicio y acondicionamiento a todos los niveles. Carta de noticias.

President's Council on Physical Fitness and Sports
200 Independence Avenue, SW
Humphrey Building, Room 738H
Washington, DC 20201
202-690-9000
202-690-5211 (fax)
Para información respecto a la actividad física, ejercicio y acondicionamiento.

PARA PERSONAS MAYORES DE 50 AÑOS

American Association of Retired Persons (AARP)
601 E Street NW
Washington, DC 20049
202-434-2277
202-434-2558 (fax)
Dirección en Internet:
http://www.aarp.org
800-424-3410 (membresía)
800-456-2277 (pedidos por correo a la farmacia)
Se entregan en su domicilio medicinas de prescripción y sin prescripción en 7 a 10 días. Precios competitivos que son los mismos para miembros y no miembros. Puede pagar con tarjeta de crédito o enviarse factura.

National Council on the Aging
409 3rd Street SW
2nd Floor
Washington, DC 20024
202-479-1200
202-479-0735 (fax)
e-mail: info@ncoa.org
Dirección en Internet:
http://www.ncoa.org
Grupo de defensa relacionado con el desarrollo y la implementación de estándares elevados de cuidados para los ancianos. Referencia a agencias locales dedicadas a los ancianos.

INFORMACIÓN PARA IGUALDAD EN EL TRABAJO

American Bar Association
Comisión sobre la Ley de Incapacidad Física y Mental
740 15th Street NW
Washington, DC 20005-1009
202-662-1570
202-662-1032 (fax)
202-662-1032 (TTY)
Dirección en Intertet:
http://www.abanet.org/disability
Proporciona información y asistencia técnica sobre todos los aspectos de la ley de incapacidad.

Disability Rights Education and Defense Fund, Inc
2212 6th Street
Berkeley, CA 94710
510-644-2555 (voz/TTY)
510-841-8645 (fax)
e-mail: dredf@dredf.org
Proporciona asistencia técnica e información a los patrones y a los individuos con incapacidades sobre la legislación y normas de los derechos de las incapacidades. Asistencia con representación legal.

Equal Employment Opportunity Commission
1801 L Street NW
Washington, DC 20507
Para asistencia técnica y entablar
    una demanda:
202-663-4900
202-663-4912 (fax)
800-669-4000 (conecta con la
    oficina local de EEOC más
    cercana)
800-669-3362 (para publicaciones)
800-800-3302 (TDD)

National Information Center for Children and Youth With Disabilities
P.O. Box 1492
Washington, DC 20013-1492
202-884-8200 (voz y TTY)
202-884-8441 (fax)
800-695-0285 (voz y TTY)
e-mail: nichcy@aed.org
Dirección en Internet:
http://www.nichcy.org
Proporciona asistencia técnica e
información sobre incapacidades
y temas relacionados con
incapacidad.

INFORMACIÓN SOBRE SEGUROS MÉDICOS

AARP health insurance
800-523-5800
La AARP administra 10 planes de
Seguros Médicos. En algunos
planes los individuos con
diabetes y otras enfermedades
crónicas son elegibles en los
primeros seis meses de ingresar a
Medicare Parte B. En otros planes
se requiere un período de tres
meses para los que tienen
trastornos preexistentes en los
seis meses previos a la fecha
efectiva del seguro si no se
reemplaza la cobertura previa.

Medicare Hot Line
800-638-6833
Departamento de Salud y
    Servicios Humanos de EE.UU.
Administración de Finanzas de
    Cuidados de la Salud
Baltimore, MD 21207
Para información y diversas
publicaciones sobre Medicare.

Social Security Administration
800-772-1213

AMERICAN DIABETES ASSOCIATION OFICINAS REGIONALES

Northeastern Division
149 Madison Avenue,
   8th Floor
New York, NY 10016
212-725-4925

Connecticut, Delaware, D.C.,
   Maine, Maryland,
   Massachusetts, New Jersey,
   New York, New Hampshire,
   Northern Virginia,
   Pennsylvania, Vermont, and
   Rhode Island

Mountain/Pacific Division
2480 W. 26th Avenue,
   Suite #120B
Denver, CO 80211
720-855-1102

Alaska, Arizona, Colorado,
   Hawaii, Idaho, Montana,
   New Mexico, Oregon, Utah,
   Washington, Wyoming

North Central Division
2323 North Mayfair Rd. #502
Wauwatosa, WI 53226
414-778-5500

Iowa, Illinois, Indiana, Michigan,
   Minnesota, Nebraska, North
   Dakota, Ohio, South Dakota,
   Wisconsin, West Virginia

South Central Division
4425 West Airport Freeway,
   #130
Irving, TX 75062
972-255-6900

Arkansas, Kansas, Louisiana,
   Mississippi, Missouri,
   Oklahoma, Texas

South Coastal Division
1101 North Lake Destiny Road,
   #415
Maitland, FL 32751
407-660-1926

Alabama, Florida, Georgia

Southern Division
2 Hanover Square
434 Fayetteville Street Mall,
   Suite 1650
Raleigh, NC 27601
919-743-5400

Kentucky, North Carolina, South
   Carolina, Tennessee, Virginia

Western Division
2720 Gateway Oaks Drive,
   Suite 110
Sacramento, CA 95833
916-924-3232

California, Nevada

ÍNDICE

Acerca de la American Diabetes Association

La American Diabetes Association es la principal organización voluntaria de la salud de la nación que apoya la investigación, información y defensa de la diabetes. Su misión es prevenir y curar la diabetes y mejorar la vida de toda la gente afectada con diabetes. La American Diabetes Association es el principal editor de información integral de diabetes. Su enorme biblioteca de libros prácticos y expertos para la gente con diabetes cubre todos los aspectos del autocuidado—cocina y nutrición, condicionamiento, control del peso, medicina, complicaciones, aspectos emocionales y autocuidados en general.

Para hacer pedidos de libros a la American Diabetes Association: Llame al 1-800-232-6733. http://store.diabetes.org [Nota: no hay necesidad de usar www cuando se escribe esta dirección particular de Internet]

Para ingresar en la American Diabetes Association: Llame al 1-800-806-7801. www.diabetes.org/membership

Para mayor información respecto a los programas y servicios de la ADA para la diabetes: Llame al 1-800-342-2383. E-mail: Customerservice@diabetes.org. www.diabetes.org

Para localizar un prestador de cuidados de calidad de la diabetes en su área, reconocido por la ADA/NCQA: www.ncqa.org/dprp/

Para encontrar un programa de educación de diabetes en su área reconocido por la ADA: Llame al 1-888-232-0822. www.diabetes.org/recognition/education. asp

Para unirse a la lucha por aumentar los fondos para la investigación de la diabetes, terminar con la discriminación y mejorar los seguros médicos: Llame al 1-800-342-2383. www.diabetes.org/advocacy

Para saber cómo puede involucrarse en los programas de su comunidad: Llame al 1-800-342-2383. Ver abajo las direcciones de los programas en Internet.

- *American Diabetes Month:* Actividades educativas dirigidas a los diagnosticados con diabetes—mes de noviembre. www.diabetes.org/ADM
- *American Diabetes Alert:* Campaña anual para el público para encontrar al no diagnosticado—tiene lugar el cuarto martes de marzo. www.diabetes.org/alert
- *The Diabetes Assistance & Resources (DAR):* Programa de concienciación de la diabetes dirigido a la comunidad latina. www.diabetes.org/DAR
- *African American Program:* Programa de concienciación de la diabetes dirigido a la comunidad afroamericana. www.diabetes.org/africanamerican
- *Awarening the Spirit* Caminos para la prevención y control de la diabetes: Programa de concienciación de la diabetes dirigido a la comunidad americana nativa. www.diabetes.org/awakening

Para conocer un proyecto de investigación importante referente a la diabetes tipo 2: www.diabetes.org/ada/research.asp

Para obtener información sobre un donativo planeado o legado caritativo: Llame al 1-888-700-7029. www.diabetes.org/ada/plan.asp

Para hacer un donativo o contribución memorial: Llame al 1-800-342-2383. www.diabetes.org/ada/cont.asp